本书紧紧围绕国家级名老中医、北京中医医院皮肤科著名专家陈彤云教授诊治痤疮的临证经验，并对其进行了全面深入的梳理和总结。首先通过痤疮知识问答解开患者心中的疑团，然后带您看清痤疮的本质，抓住痤疮的罪魁祸首，最后重点阐述贴心医生来支招、名老中医开药方等内容。

本书全面解析陈彤云教授临证典型病例，详细介绍了中成药、家庭自制面膜、食疗、简单实用保健法等内容，实用性与科学性较强，真正做到不出家门就能看"名医"。本书内容丰富，通俗易懂，意在帮助痤疮患者及家属深入了解疾病，更好地配合医生治疗，达到尽早控制病情、减少疾病复发和恢复健康靓丽容颜的目的。同时也希望引导大家树立健康护肤理念，共同呵护肌肤健康。

# 别让"痤疮"伤了你

## 陈彤云70年治验心得

审　定　陈彤云

主　编　曲剑华　刘　清

副主编　杨　岚　蓝海冰　姜　希

编　者（以姓氏笔画为序）

王　乐　申洁婷　刘荣奇　刘昱旻

孙　晨　李秋鸣　张永皓　范　斌

周　涛　孟　旭　徐萍萍　徐跃容

人民卫生出版社

图书在版编目（CIP）数据

陈彤云 70 年治验心得：别让"痤疮"伤了你/曲剑华，刘清主编 .—北京：人民卫生出版社，2020
ISBN 978-7-117-29727-1

Ⅰ.①陈… Ⅱ.①曲…②刘… Ⅲ.①痤疮－中医疗法 Ⅳ.①R275.987.3

中国版本图书馆 CIP 数据核字（2020）第 030670 号

| 人卫智网 | www.ipmph.com | 医学教育、学术、考试、健康，购书智慧智能综合服务平台 |
| --- | --- | --- |
| 人卫官网 | www.pmph.com | 人卫官方资讯发布平台 |

陈彤云70年治验心得——别让"痤疮"伤了你

主　　编：曲剑华　刘　清
出版发行：人民卫生出版社（中继线 010-59780011）
地　　址：北京市朝阳区潘家园南里 19 号
邮　　编：100021
E - mail：pmph @ pmph.com
购书热线：010-59787592　010-59787584　010-65264830
印　　刷：北京顶佳世纪印刷有限公司
经　　销：新华书店
开　　本：889×1194　1/32　印张：8
字　　数：153 千字
版　　次：2020 年 4 月第 1 版　2025 年 1 月第 1 版第 2 次印刷
标准书号：ISBN 978-7-117-29727-1
定　　价：39.80 元
打击盗版举报电话：010-59787491　E-mail：WQ @ pmph.com
质量问题联系电话：010-59787234　E-mail：zhiliang @ pmph.com

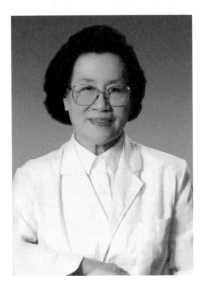

## 陈彤云

女，98岁。首都医科大学附属北京中医医院皮肤科主任医师，2017年被评为首届"全国名中医"。

献身中医皮肤科临床与教研工作75载，是现代中医皮肤学科的领头人之一、美容中医皮肤学科的开拓者、燕京赵氏皮科流派代表性传承人中的领军者。1993年由其组方研制的中药"祛斑增白面膜"获北京市中医管理局科技成果一等奖。

曾先后被评为"国家级名老中医"、中国女医师协会首届"中国最美女医师"、北京市第二届"首都国医名师"、首届"全国名中医"、北京中医医院"杏林女杰"、北京市"健康有为老寿星"，并被授予"中医药工作特殊贡献奖""中华中医药成就奖"、第十三届"中国医师奖""荣耀医者·人文情怀奖"等。

2007年北京市成立"陈彤云名老中医工作室"，2010年国家中医药管理局批准成立"陈彤云传承工作室"，2013年成立"燕京赵氏皮科流派传承工作室"。

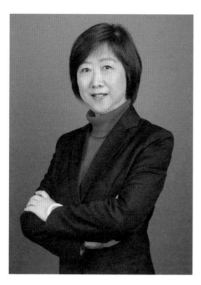

**曲剑华**

女，主任医师，首都医科大学附属北京中医医院皮肤科副主任兼北京市赵炳南皮肤病医疗研究中心办公室主任，是全国名中医陈彤云教授大弟子，2003年获北京市总工会颁发的"2002年北京市经济技术创新标兵"荣誉证书，2012年当选为"第二届首都群众喜爱的中青年名中医"，2014年被评为北京市中医皮肤病特色诊疗"市级职工创新工作室"领军人，2018年获中华医学会医学美学与美容学分会"学术贡献奖"，2019年获中华医学会医学美学与美容学分会"突出贡献专家"称号。

现为中华中医药学会中医美容分会副主任委员，北京中医药学会医疗美容专业委员会主任委员。曾获北京市科学技术协会"青年优秀科技论文鼓励奖"、北京市卫生局科技成果奖二等奖、北京市科技进步奖三等奖、北京市中医管理局科技成果奖一等奖等荣誉。出版专著10余部，发表论文50余篇。擅长治疗变态反应性皮肤病、损容性皮肤病、带状疱疹、瘙痒症、银屑病、干燥综合征等多种疾病。

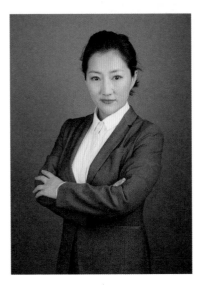

**刘清**

女，北京中医医院皮肤科主任医师，国家级名老中医陈彤云教授弟子，现任中国中西医结合学会皮肤性病专业委员会色素病学组委员，中华医学会医学美学与美容学分会第七届委员会美容中医学组副组长，北京中医药学会医疗美容专业委员会副主任委员。

1994年毕业于首都医科大学中医药学院，后一直在中医皮肤科临床一线工作，先后跟随中医皮肤科名老中医张志礼、陈彤云、陈美等临证学习，汲取、总结老前辈的临床经验，结合自己的心得并将之应用于临床工作中。至今已从事中医皮肤科临床医疗、科研、教学工作20余年。临床擅长治疗痤疮、酒渣鼻、激素依赖性皮炎、脂溢性皮炎等损容性皮肤病，黄褐斑、白癜风等色素性皮肤病，天疱疮、类天疱疮等自身免疫性皮肤病。

# 序

改革开放四十多年来，我国人民的生活水平发生了翻天覆地的变化。习近平总书记指出："人民对美好生活的向往，就是我们的奋斗目标。"新的卫生健康工作方针要求我们把健康融入所有政策中。

现时期如痤疮这类损容性皮肤病已经成为医学界和人们关注的焦点，也是新兴皮肤美容学科的热点问题之一，关于中医药研究、特色诊疗方法的科普宣传和报道逐年增多。全国名中医陈彤云教授，近些年致力于损容性皮肤病诊疗的研究和探索，在痤疮、黄褐斑、激素依赖性皮炎、酒渣鼻、脂溢性皮炎、神经性皮炎、湿疹及银屑病等皮肤疾病的诊疗实践中积累了丰富的临床经验，并有自己的独到之处。

陈彤云教授出生于中医世家，其父陈树人以善治温病而闻名，公公哈锐川、师叔赵炳南都是北京地区当时的中医皮外科名家。赵炳南先生1954年参与中国医学科学院皮肤性病研究所会诊并讲授中医皮外科，1956年进入北京中医医院并创建了中医皮外科。陈彤云教授跟随赵炳南先生近20年，在临床上深得其精髓的同时亦受哈锐川先生传授。如今她98岁高龄，仍然思维敏捷、精力充沛，活跃在临床一线，带教徒弟，为广大患者服务。喜悉"陈彤云70年治验心得"丛书之一《别让"痤疮"伤了你》即将公开出版，该书可为广大后学及患者从痤疮治疗、健康调护、预防保健的多个角度提供指导，普及知识，并成为医患沟通交流的平台，为此而倍感欣慰。

该书由首都医科大学附属北京中医医院皮肤科陈彤云教授传承弟子及学生团队，即"陈彤云名老中医药专家传承工作室"的全体成员共同完成。

全书共六部分，包括痤疮患者知识问答、看清痤疮的本质、痤疮的"罪魁祸首"、贴心医生来支招、名老中医开药方及简便疗法与实用保健。本书内容全面实用、通俗易懂，集陈彤云教授 70 余年临证经验，为患者答疑解惑进而使其更好地配合治疗，正确引导大家树立健康护肤理念，为广大痤疮患者提供了翔实、全面的指导。本书是一本关于痤疮预防保健的科普读物，可预防青少年痤疮的发病、减少复发并防止病情加重，对广大患者的皮肤保健起到积极的引导作用，在实现人民对美好生活的向往过程中发挥积极的作用。

北京中医药学会原会长　赵静

2020 年 1 月于北京

# 前言

随着社会的进步、经济的发展以及人民生活水平的提高，人们对美好生活的向往不仅仅停留在疾病的治疗层面上，更注重疾病的预防以及保健与养生，现时期人们所追求的是心理、精神、形体及容貌的和谐与完美。

我们搜集并整理了陈彤云教授 70 余年临证经验，针对困扰当下年青一代常见和多发的痤疮疾病中相对普遍与集中的一些问题，分别从中医和西医的角度进行了浅显易懂的说明与介绍，尽可能对大众关注的实际问题给予全面、详尽的解答，旨在帮助患者尽早控制病情、减少疾病复发，并使靓丽容颜恢复，最终达到使医患能够积极配合、共同呵护肌肤健康的目的。

本书由陈彤云教授及其亲传弟子们，以及首都医科大学附属北京中医医院皮肤科"陈彤云名老中医药专家传承工作室"的全体成员共同完成。全书共分为六章，包括患者临床就诊时常见相关知识的问答，中医和西医如何解读痤疮，分析痤疮发病的原因，实际问题的解答（包括中医和西医内、外治疗方法的详细介绍）、陈彤云教授临床典型病案药方解析以及简便疗法与实用保健方法。限于我们的时间和精力，加之经验不足，难免有疏漏和不当之处，恳请读者提出宝贵意见！

首都医科大学附属北京中医医院皮肤科

陈彤云名老中医药专家传承工作室

曲剑华 刘清

2020 年 1 月

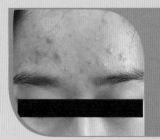

1 肺经风热型痤疮 | P66

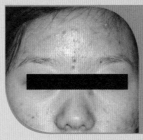

2 肺经血热型痤疮 | P67

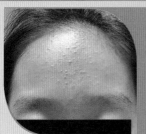

3 脾虚湿蕴型痤疮 | P68

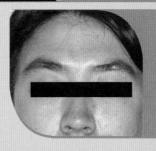

4 胃肠湿热型痤疮 | P69

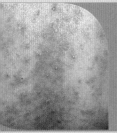

5　肝郁气滞型痤疮

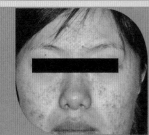

6 冲任不调型痤疮

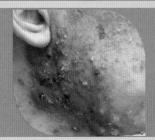

7 痰湿蕴阻型痤疮

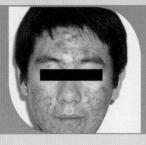

8 血瘀痰结型痤疮

# 第一章 痤疮知识问答

# 第二章　看清痤疮的本质

# 第三章 痤疮的 "罪魁祸首"

# 第四章　贴心医生
## 来支招

# 第五章 名老中医开药方

# 第六章　简便疗法与实用保健

# 第一章 痤疮知识问答

## 1

# 痤疮和粉刺、青春痘是一回事儿吗？

痤疮和粉刺、青春痘是一回事儿。痤疮是西医学的规范术语，是一种毛囊皮脂腺的慢性炎症性皮肤病。中医学称其为粉刺，因其丘疹顶端细小如刺，可挤出白色碎米样粉汁而得名。在古代中医文献中又有多个别名，如"肺风粉刺""面疮""面疱"。据统计，青春期95%的男性和85%的女性均不同程度患过痤疮。因其好发于青春期，且疮形如痘，俗称"青春痘"或"青春疙瘩"。

## 2

# 痤疮和玫瑰痤疮是一回事吗？

痤疮和玫瑰痤疮不是一回事儿。痤疮是毛囊皮脂腺的一种慢性炎症性皮肤病，主要好发于青少年，对青少年的心理和社交影响很大，但青春期后往往能自然减轻或痊愈，临床表现以好发于面部的粉刺、丘疹、脓疱、结节等多形性皮损为特点。

玫瑰痤疮又称酒渣鼻，是一种主要发生于面部中央以红斑和毛细血管扩张为主要表现的慢性炎症性皮肤病。多见于30~50岁中年人，女性多见。

主要临床表现：皮损好发于颜面中部，以鼻部为主，其次为颊部、颏部、前额，常对称分布，患者多并发皮脂溢出，颜面犹如涂脂，皮损表现为红斑、毛细血管扩张和伴炎症表现的毛囊丘疹及脓疱等。病程缓慢，可分为三期，但无明显界限，分别为红斑期、丘疹期及鼻赘期。玫瑰痤疮的诊断标准：根据发生在颜面中部的充血性红斑、毛细血管扩张表现，慢性病程，多为中年人发病，以及复发性丘疹和脓疱即可诊断。

# 3

## 长在脸上的疹子就是痤疮吗

## ？

长在脸上的疹子不一定是痤疮。面部常见的疾病有很多，最常见的有扁平疣、汗管瘤、粟丘疹、毛发上皮瘤及面部播散性粟粒状狼疮。

**扁平疣**｜本病是由人乳头状瘤病毒（HPV）感染引起的，好发于青少年的一种病毒感染性疾病。临床表现：可突然起病，皮损多发于面部、手背、手臂，表现为大小不等的扁平丘疹，轻度隆起，表面光滑，呈圆形、椭圆形或多角形，境界清楚，可密集分布或由于局部搔抓而呈线状排列，一般无自觉症状，部分患者自觉轻微瘙痒。病程呈慢性经过，可持续多年，部分患者可自行好转。

**汗管瘤**｜本病实质上为小汗腺末端导管分化异常引起的

一种错构瘤。临床多见于女性，青春期发病或加重。眼睑型汗管瘤：皮损好发于眼睑（尤其是下眼睑），部分可及额部皮肤。皮损为多发性粟粒大淡褐色丘疹，稍稍高出皮肤表面。少数患者为发疹型和局限型汗管瘤，皮损除分布于面部外，还可见于胸、腹、四肢及女性阴部，呈广泛、对称性分布。

**粟丘疹**｜本病又被称为白色痤疮或粟丘疹、白色苔藓，是一种起源于表皮或皮肤附属器上皮的良性肿物或潴留性囊肿，可发生于任何年龄、性别，也见于新生儿。粟丘疹可由外伤引起，往往发生于擦伤、搔抓部位，也可发生于面部炎症性发疹后。临床表现：原发性皮损呈乳白色或黄色，针头至米粒大的坚实丘疹，顶尖圆，上覆以极薄的表皮。继发性皮损多分布于原有皮损周围，持续数年，可自然脱落，无瘢痕形成。个别皮损可有钙盐沉积，硬如软骨，损害增大时皮损呈暗黄色。粟丘疹多见于面部，尤其是眼睑、颊及额部。成年人皮损也可发生于生殖器，婴儿通常限于眼睑及颞部。

**毛发上皮瘤**｜本病是起源于毛发上皮的良性肿瘤，可分为多发型和单发型。多发型毛发上皮瘤多为常染色体显性遗传，常见于女性，幼年发病，皮损沿鼻唇沟对称分布，也可发生在鼻部、额部、眼睑及上唇，皮损直径在2~10毫米，为半球形透明的小结节，表面光滑，质地坚实，数量为十个至数百个不等，小的皮损可融合成较大结节，有时可见毛细血管扩张，皮损可维持数年不变，可无自觉症状；单发型毛发上皮瘤与遗传无关，发病年龄常在20~30岁，好发于面部，肿物坚实，直径5毫米左右。

**面部播散性粟粒状狼疮**｜又称颜面粟粒性狼疮、颜面播散性粟粒性狼疮、毛囊性粟粒性狼疮、粟粒狼疮样结核症或颜面播散性粟粒性结核。面部播散性粟粒状狼疮为颜面部散在的圆形的不破溃丘疹，愈后留有萎缩性瘢痕。

临床表现：本病好发于成年人面部，特别是眼睑、鼻附近及口腔周围和颊部。少数重症病例皮损可对称发生于耳朵、颈部、肩胛部及四肢。皮损为直径2~3毫米大小的圆形丘疹或结节，呈淡红色或红褐色，半透明状。用玻片按压时，呈苹果酱色。结节表面光滑，柔软，少数结节可破溃，覆以痂皮，愈后留凹陷性瘢痕。结节分批出现，数目不定，可达数十个至数百个，孤立或簇集出现，无自觉症状，慢性病程，数月或数年后，结节渐渐消退，遗留与结节同等大小的萎缩性瘢痕。

# 4

# 我都过了青春期，怎么还在长青春痘？

痤疮俗称青春痘，虽多发生于青春期男女，青春期后也可发生，可能与生活水平提高、生活压力增大有关。这是为什么呢？我们要从痤疮的发病机制来分析。痤疮皮损共有5种类型：粉刺、丘疹、脓疱、囊肿、结节。目前认为，痤疮皮损形成多是由雄激素激发引起的。青春期雄激素分泌增加，使皮脂腺分泌亢进，同时使毛囊漏斗部及皮脂腺导管角化，导致皮脂排泄障碍，皮脂潴留，毛囊及痤疮皮损内的痤疮丙酸杆菌得以大量繁殖，产生溶脂酶、蛋白分解酶及

透明质酸酶。溶脂酶将潴留皮脂中的甘油三酯分解为游离脂肪酸。游离脂肪酸、蛋白分解酶和透明质酸酶刺激毛囊漏斗部及痤疮皮损囊壁，引起海绵状变性甚至形成微小裂隙。痤疮皮损内容物通过微小裂隙进入真皮引起毛囊周围炎，形成炎性丘疹和脓疱，炎症反应进一步扩大，波及真皮结缔组织，引起炎性肉芽肿反应，形成结节。痤疮重症愈后留有瘢痕。遗传因素、饮食问题、胃肠功能障碍、月经相关疾病、机械性刺激及化妆品使用不当等都与本病的发生相关。从上述发病机制可以看出，痤疮是完全可以不单单

发生在青春期的。据统计，80%~90% 的青少年患过此病。痤疮不仅在青春期有较高的发病率，在青春期后也有一定发病率，女性在青春期后的发病率要高于男性，这可能与女性激素水平异常、月经周期紊乱、精神压力较大及使用化妆品有关。因此，不能错误地认为痤疮仅在青春期发病而延误治疗。

喜食过甜、辛辣、油炸的食物和烟酒；④职业，工作、学习压力大，经常熬夜；⑤处于月经期间的女性，雄激素水平相对较高的人；⑥天生油性肤质的人，皮脂分泌过多。

# 5
## 什么样的人容易长痤疮
？

痤疮的高发因素：①青春期，皮肤油脂分泌旺盛，毛孔容易被堵塞；②家族史，与遗传有一定关联，有家族聚集现象；③饮食习惯，

# 6
## 为什么有的人痤疮较轻，有的人较重
？

痤疮发生的病因比较复杂，在内分泌、遗传、心理、生活方式等多种因素的作用下，皮肤中的毛囊皮脂腺结构发

生变化。以上这些因素均会对本病的发生、发展产生影响，所以临床上患者痤疮的表现也会轻重不一。痤疮的皮疹（因痤疮皮损表现为丘疹、粉刺、囊肿、结节等，故临床习惯称为皮疹）多为丘疹、粉刺、脓疱、囊肿、结节、增生性瘢痕、萎缩性瘢痕等，好发于面部、头皮、前胸、后背甚至臀部等皮脂溢出明显部位。根据皮疹种类及皮损分布面积分为Ⅰ度、Ⅱ度、Ⅲ度、Ⅳ度。

# 7

## 长了痤疮会留下痘印吗

？

痘印通常是指痤疮好了以后留下的暗红或褐色印记，与周围的皮肤高度是一致的，只是颜色不同，一般都会慢慢消退。脸部的痤疮如果没有被感染，那么痤疮痊愈以后一般不会留下印记；如果痤疮发炎，若早期消退，一般会出现一点印记，这种印记是炎症后留下的色素沉着，一般来说，经3个月至1年的时间会逐渐褪去。患者年龄越大，色素沉着消退所需的时间越长。痤疮程度轻，皮疹多为丘疹、粉刺等表现，程度在Ⅰ度、Ⅱ度，表现为轻度、中度者，愈后多不留痘印或瘢痕。若痤疮程度较重，而见脓疱、囊肿、结节等皮疹，愈后多会遗留痘印或瘢痕。

# 8

# 痤疮好了以后会给皮肤留下什么样的损害

**?**

**炎症产生后的色素沉着** | 这是由于炎症严重，在表皮上正常存在的黑色素转移到表皮下面的真皮中而出现的症状，如果在皮损变成红色痤疮之前进行治疗，是可以预防这种情况发生的。

**血管短时扩张而出现的红色痕迹** | 痤疮反复出现炎症和水肿，引起真皮内血管功能失调而不能收缩，面部持续潮红。可以利用血管激光治疗这些症状，面部经穴按摩和冷敷也可以起效。

**橘皮样毛孔** | 皮肤毛孔里存有角质代谢产物和分泌过盛的皮脂，长期炎症，会导致皮肤变厚，失去弹性，引起毛孔变大。采取皮肤针清治疗和化学剥脱术、细微研磨术、激光再生术等疗法，可以明显改善。

**永久凹陷性痤疮瘢痕** | 用手乱挤痤疮，引起细菌再次感染，使已经严重化脓的炎症毛囊内部被破坏，可致永久凹陷的痤疮瘢痕，这些瘢痕不会自行消退，一定要到专科医院接受治疗。

## 9

### 我的痤疮怎么和别人的不一样 ？

痤疮的临床表现多种多样，最常见的是寻常痤疮，此外根据发病的原因以及临床表现，痤疮还可以分为聚合性痤疮、坏死性痤疮、高雄激素性痤疮、暴发性痤疮、反常性痤疮、青春期前痤疮、热带痤疮、机械性痤疮、表皮剥脱性痤疮、夏季痤疮、化妆品性痤疮、玫瑰痤疮、职业性痤疮等多种类型。不同类型痤疮的皮损基本都是粉刺、炎性丘疹、脓疱、结节或者囊肿，但不同皮损的严重程度不同，所以每个人的痤疮表现形式不同。

## 10

### 痤疮和脾气有关系吗 ？

中医经典著作《黄帝内经素问·阴阳应象大论》中记载："人有五脏化五气，以生喜怒悲忧恐"。心"在志为喜"，肝"在志为怒"，脾"在志为思"，肺"在志为忧"，肾"在志为恐"。"喜伤心""怒伤肝""思伤脾""忧伤肺""恐伤肾"。

痤疮多发生于面部，且好发于年轻人，皮损为患者带来生理痛苦的同时也带来很大的心理压力。心理状态直接影响阴阳气血的平衡，导致脏腑功能失调，引发或加重痤疮。

一些情志问题有具体的诱因，如感情挫折、精神刺激、家庭矛盾、工作压力，这些都不是药物所能解决的。如果存在，必须使患者对这些诱因有明确的认识后权衡利弊得失，决定如何调整自己的生活状态。对于大多数患者，可能无法找到具体的情感事件、工作压力等诱因，只是置身于紧张忙碌、快节奏的现代生活中而不自觉地出现了情志、精神方面的微小异常，由此潜移默化地加剧了皮肤疾病的症状或使皮肤疾病胶着难去，赵炳南教授称其为阴阳失调，气血不和。患者可以通过培养健康心态的方式达到促进皮肤疾病缓解、痊愈的目的。早在《黄帝内经素问·生气通天论》中就有"寒薄为皶，郁乃痤"的论述，认为情志抑郁不舒与痤疮有着直接的关系。

七情，是指喜、怒、忧、思、悲、恐、惊七种情志活动，是人体的生理和心理活动对外界环境刺激的正常反应，是人人皆有的情绪体验，一般情况下不会导致或诱发疾病。当人所受到情绪上的刺激过于强烈持久，以至超越了人体本身的生理和心理适应能力时，自身的脏腑精气受损，导致功能失调；或者人体本身正气虚弱，脏腑精气已经虚衰，对情志刺激的适应调节能力低下，因而容易由于情志刺激引起疾病的发生，这两种情况都被称为"七情内伤"。

很多研究表明，痤疮常发生或加重于考试之前的学生或有工作压力的青年人和中年人群体。这也反映了痤疮与精神压力之间的密切关系，当人体受到不同方面的精神压力时，焦虑、抑郁等不良情绪变化会通过大脑皮质边缘系统的情感环路发放神经冲动，通过下丘脑 - 垂体 - 性腺轴及肾上腺轴，促进雄激素分泌，同时也促使皮脂腺对雄激素敏感性增加，导致皮肤组织内的双氢睾酮（dihydrotestosterone，DHT）合成增多，促进皮脂腺分泌，最终导致痤疮的发生或加重。

因此，痤疮的治疗一定要注重与患者的沟通和交流，鼓励其树立战胜疾病的信心，保持乐观向上的态度，形成良性循环，提高治疗效果。

## 11
## 痤疮和熬夜有关系吗？

痤疮和熬夜的关系十分密切，随着人们的生活节奏加快，学习、工作压力大，加上年轻人容易沉迷于网络、游戏，加班、熬夜成了年轻人的家常便饭，一部分人熬夜后就会出现痤疮，或使原有痤疮加重，并可能伴发精神不振、体虚乏力、口舌生疮等其他身体状况不佳的警示信号。

人体的内分泌系统由自身的生物钟调节，熬夜或者不规律的作息可使生物钟紊乱，表现为内分泌和免疫系统紊乱，导致痤疮的发生。作息不规律时，人体免疫力低下，疲劳、便秘、头痛、失眠等症状都会出现，同时加重痤疮的病情。充足的睡眠是健康皮肤的前提和保障，所以应养成健康的作息时间和习惯。

# 12
# 痤疮和遗传有关系吗 ?

痤疮是青春期常见的一种毛囊皮脂腺慢性炎症性疾病，多发于面、胸、背等皮脂腺较多的部位，主要以粉刺、丘疹、脓疱、结节、囊肿及瘢痕多种皮损为特征。痤疮病因比较复杂，主要有以下几方面：雄性激素分泌过盛；甜食、油腻性食物、辛辣等刺激性食物摄入过多；女性经期、孕期内分泌激素紊乱；长期内服或外用激素；生活紧张、疲劳等。那么，痤疮与遗传有关系吗？

研究表明，痤疮是有遗传性的，但并不是绝对的。如果父母有痤疮病史，那么子女患痤疮的概率会增大，是父母无痤疮史者的 26 倍。有痤疮家族史的患者发病年龄一般小于无家族史者。如果父母双方或者其中一方是油性皮肤的，那么子女有可能也是油性皮肤。约 73% 的痤疮患者与遗传有关，有的家族中几代人均患有痤疮。遗传是决定皮脂腺大小及其分泌活跃程度的一个重要因素，所以，当皮脂分泌增多时（尤其是青春期），痤疮最容易发生。女性在月经前期，体内黄体激素的增加也会刺激皮脂腺，导致痤疮增多。

那么，遗传因素是怎样在痤疮的发生发展中发挥作用的呢？研究表明，痤疮与多种遗传基因相关。近年来，痤疮的易感基因逐渐被发现，如雄激素受体基因、细胞色素 P450 基因、白介素 -1α 基因、Toll 样受体 2 基因、胰岛素样生长因子 -1 基因以及人类白细胞抗原基因等。目前发现这些基因与痤疮发生有一定相关性，但并未发现所有痤疮患者共有的易感基因。目前的研究表明，遗传因素与痤疮发病尚无明确的直接因果关系，加之痤疮的发病与饮食习惯、内分泌、环境、感染等多种因素相关，因此，尚不能单凭痤疮家族史预测个体的痤疮发病概率。但对于家族中有痤疮患者的人群，要特别关注皮肤健康，尽量减少诱发痤疮产生的因素。

## 13
# 痤疮和月经有关系吗
？

痤疮和月经是有关系的，很多女性患者往往会在月经前几天面部痤疮加重，在月经后减轻，而下次月经前又加重，周而复始。

那么，为什么痤疮的加重和减轻随月经呈现周期性变化呢？这与女性体内雄激素分泌水平成周期性变化相关。女性体内怎么会有雄激素？其实不论男女，体内都既存在雄激素，又存在雌激素。并且，所谓雄激素、雌激素，并不是单一的一种激素，而是一组激素。雄激素和雌激素在男、女体内各司其职。雄激素的主要作用是促进生长发育、促进和维持第二性征、激发性欲望等。除此之外，它还有促进皮脂腺分泌、促进毛囊口角化的作用。除了正常的月经周期的雄激素变化外，在女性患者中还有一种特殊情况，就是患者本身存在高雄激素状态，主要见于多囊卵巢综合征患者。多囊卵巢综合征患者的雄激素水平明显高于正常人群，他们不仅有严重的痤疮，还伴有月经紊乱、多毛症、肥胖、性欲亢进、不孕等问题，B超等检查可发现卵巢增大、多个卵泡呈囊状的表现。经过适当的药物治疗后，患者高雄激素引起的症状可消失，皮脂腺分泌减少，痤疮也会减轻。

## 14
# 痤疮和饮食习惯有关系吗？

早在《黄帝内经素问·生气通天论》中就有"高粱之变，

足生大丁，受如持虚。劳汗当风，寒薄为皶，郁乃痤"的记载，说明古人已注意到饮食与痤疮有着密切的关系。食物对痤疮的影响主要是通过促脂质分泌和促炎症反应两个途径实现的。临床实践中发现，很多痤疮患者的共同点就是饮食不节以及饮食偏嗜，这些不良饮食习惯促进了痤疮的发病，使病情加重，同时还会干扰痤疮的药物治疗。

那么，我们该吃什么，怎么吃才能有助于痤疮的预防和治疗，达到事半功倍的效果呢？

通过上文的介绍，我们可以知道，皮脂腺分泌过剩并堵塞毛孔是痤疮发病的重要环节，因此，避免进食一些促皮脂腺活动的食物对于防治痤疮显得尤为重要。研究表明，过多的糖和淀粉类食物会使皮脂分泌显著增加，因此痤疮患者首先要注意的就是减少糖和淀粉的摄入，诸如巧克力、冰激凌、蛋糕、糖果等食物都应适当减少或避免摄入。同时，脂肪含量高的食物也会促进皮脂腺的分泌，从而使痤疮加重，这些食物包括动物油脂、动物内脏、油炸食品等。

另一方面，食物引起过敏反应也会使痤疮皮损加重，因此，应少食或忌食海鱼、海虾等海产品以及其他易引起过敏的食物。多吃蔬菜、豆类、水果，多饮水有助于减轻痤疮的严重程度。

# 15

## 痤疮和细菌感染
## 有关系吗

?

处于青春期的人，毛囊皮脂腺内生理状态下寄生着许多微生物，主要是痤疮丙酸杆菌，其次为糠秕马拉色菌、表皮葡萄球菌等。由于毛囊皮脂腺导管上皮角化，使毛囊口变小、阻塞导致皮脂分泌受阻、排出不畅，淤积而产生"粉刺"。在此相对缺氧的环境中，上述细菌大量繁殖。

痤疮丙酸杆菌既可以水解皮脂中的甘油三酯，产生游离脂肪酸，又可分泌一些低分子量多肽；游离脂肪酸可以刺激并损伤毛囊，同时还可以和低分子量多肽趋化中性粒细胞等炎症细胞，炎症细胞又释放水解酶加重毛囊损伤；最后导致毛囊壁的渗漏、破裂、崩解，毛囊内容物进入周围真皮组织，加上某些细菌的感染，就出现了炎性丘疹、脓疱、结节、囊肿及脓肿等一系列的临床表现。

相关免疫学研究发现，痤疮患者体液中免疫球蛋白 G（IgG）水平增高，并随着病情的加重而升高。痤疮丙酸杆菌在患者体内也可产生抗体，循环抗体到达局部参与早期炎症的致病过程。同时这种细菌还能通过经典及旁路途径激活补体，释放出中性粒细胞趋化因子，刺激并加重痤疮的炎症反应。

由此可见，毛囊局部微生物在痤疮发病中发挥了重要作用，因此，抗菌药物对炎症表现明显的脓疱性、囊肿性甚或聚合性痤疮是有临床疗效的。

# 16
## 痤疮和内分泌有关系吗
?

痤疮，也就是人们常说的青春痘，并非一种单纯的皮肤病，仅仅采用外部美容或单纯抗菌、消炎等治疗措施，往往收效甚微，痘痘依旧会"卷土重来"。其实，这小小青春痘的背后，恰恰隐藏着一个易被忽视的重要根源——内分泌问题。

痤疮的发病机制主要包括毛囊皮脂腺导管角化异常、雄激素及皮脂腺过度分泌、微生物分解皮脂产生的游离脂肪酸刺激引起局部炎症及组织破坏、痤疮丙酸杆菌介导的细胞和体液免疫反应等。其中，雄激素的作用占据了至关重要的地位。痤疮之所以好发于青春期，与这个阶段人体的内分泌代谢特点密不可分。睾酮是一种雄性激素，主要由男性的睾丸分泌；在女性，也可由卵巢或肾上腺分泌少量的睾酮。青春期男女性腺发育，体内睾酮含量显著上升，同时 $5\alpha$- 还原酶活性增高，这种酶可以促进睾酮转化为活性更强的双氢睾酮，从而刺激皮脂腺增生，皮脂分泌增多，还能影响毛囊皮脂腺导管的角化，阻塞毛囊形成脂栓，合并痤疮丙酸杆菌感染共同导致炎症。如不及时控制，会造成皮脂腺结构的破坏，形成结节、囊肿，甚至瘢痕，严重时可导致毁容。同理，很多女性在月经期前及怀孕期间会出现痤疮加重的情况，这也与特定时段中性激素分泌的变化有关。当然，也有部分患者体内雄激素水平虽然正常，但由于局部的雄激素受体高度表达或者受体与雄激素结合能力增强，同样会导致皮肤局部 DHT 水平升高，刺激皮脂腺增生及分泌。由此看来，痤疮并非单纯的皮肤问题，其根源在于皮肤组织内雄激素的过度活跃，而 DHT 正是这一颗颗小痘痘背后的罪魁祸首。在临床上，降低体内 DHT 水平或者抑制 5α- 还原酶活性，都是行之有效的治疗措施。这种治疗方案没有显著的不良反应，不会影响青春期发育。因此，无论男女，出现痤疮，都应当请专业医生诊治，积极关注一下自己的性激素分泌情况。除了单纯性的雄激素分泌增高之外，痤疮患者还要重视可能存在于肾上腺或者卵巢的内分泌隐患，以免忽视病情，贻误治疗时机。

有些患者在"发痘"的同时，还应注意自己是否有颜面和躯干部肥胖、体毛增多、食欲亢进、月经紊乱等现象，一旦发现这种情况，应高度重视，是否合并有肾上腺疾病的存在。肾上腺是人体重要的内分泌器官，肾上腺腺瘤或者增生可能导致分泌过多皮质激素（包括雄激素），从而引发难治性痤疮。因此，"痘痘治不好，查查肾上腺"。性激素的检验以及妇科B超检查不难明确诊断，而这很有可能就是造成痤疮"长盛不衰"的缘由，防护不可懈怠。随着生活水平的提高、社会竞争的日益激烈，痤疮的发病率也开始逐年上升。研究发现痤疮与不良生活习惯存在着一定的相关性。过度油腻、刺激性饮食、微量元素缺乏、过多紫外线照射以及生活压力过大等多种原因均可对神经和内分泌系统产生不良影响，造成激素水平的波动，继而损害皮肤细胞，使其自我保护能力降低，加重痤疮的进展。医生通常提醒患者不要熬夜，是因为皮肤生长修复所需要的激素只有在人体熟睡状态下才会分泌，熟睡时，血液中的营养与氧气也会大量进入到肌肤中，代谢排出老化的废物。由此可见，睡眠不足同样会影响机体的内分泌功能，使皮肤的自我保护机制紊乱，刺激痤疮的形成。乱服药物可能会使痤疮"雪上加霜"。市面上有些口服避孕药、减肥药，可能含有溴化物、碘化物等成分，会导致内分泌失衡，甚至引发毒素堆积而形成"毒性暗疮"，因乱服药而导致的痘痘大爆发不可忽视。

## 17

## 痤疮和性别有关系吗

?

痤疮在男女中都可以见到，那么，痤疮和性别有没有关系？这是很多人都关注的问题。可以看出，在任何一个年龄段，女性的发病率一般要高于男性，这可能与女性性激素水平随月经周期波动、精神压力与情绪起伏大以及使用化妆品较多有一定关系。

## 18

## 化妆品会引起痤疮吗

?

痤疮在临床中有多种分型，其中的一型就是化妆品痤疮。

早在 1972 年 Kligman 首先提出，一些化妆品中含有大量粉剂、凡士林和多种油脂性粉刺源物质，可以堵塞毛孔，形成持久的痤疮，即化妆品痤疮。这类产品包括彩妆、化妆品基质、晚霜和保湿霜等。此型痤疮多见于女性的面颊和口周，皮损多表现为闭合性粉刺和脓疱。患者常在青春期有痤疮病史，使用化妆品后痤疮再次出现或者加重，停用化妆品后病情可缓解。

# 19
## 痤疮的临床表现是什么
?

痤疮多见于15~30岁的青年男女，有皮脂过多的现象，毛孔多较粗大，皮损主要发生于面部，尤其是前额、双颊部、颏部，其次是胸部、背部及肩部。初起为粉刺，可分黑头与白头两种。黑头亦称开放性粉刺，为明显扩大毛孔中的小黑点，略高于皮面或与皮面平行，它是阻塞于毛囊管内的脂栓末端，若用手挤之，可挤出1毫米左右乳白色微弯的脂栓，顶端为黑色；白头亦称封闭性粉刺，为灰白色小丘疹，约针尖至针头大，临床上不易看到毛囊开口部，不易挤出脂栓。

痤疮常对称分布，可少而稀疏或多而密集。粉刺在发展过程中可演变为炎性丘疹、脓疱、结节、脓肿、囊肿及瘢痕等，往往数种同时存在，以其中一二种较为显著。炎性丘疹一般呈淡红至暗红色，顶略尖而微硬，有的中心有黑头。脓疱多位于丘疹顶端，因炎症较重或化脓感染而形成。结节呈紫红或暗红色，可高出皮面呈半球形或圆锥形，亦可较深在皮下而仅能扪及，以后可逐渐吸收或化脓溃破，最后产生瘢痕。囊肿是由于皮脂毛囊口被堵塞，囊内组织液化坏死而形成，其色暗红或正常，较大者压之有波动感，并可排出胶冻状或血性分泌物，而表面炎症反应往往不重或有1~2个扩大的毛囊孔或黑头。

本病病程长，时轻时重，常持续到中年时期，病情才逐渐缓解而痊愈，留下或多或少的凹坑状萎缩性瘢痕或瘢痕疙瘩性损害。

# 20
# 痤疮有哪些类型
?

目前西医学根据皮肤损害的主要表现把痤疮分为以下4种类型。

丘疹性痤疮｜最常见的皮肤损害，以发炎的小丘疹为主，高出皮肤，如米粒到豌豆大小，分布较密集，有的较坚硬，颜色呈淡红或深红色，有时在丘疹中央可以看到黑头或顶端发黑的皮脂栓，时有痒或疼痛感。

脓疱性痤疮｜以脓疱表现为主，高出皮肤，绿豆大小，顶部形成白头脓疱，底部色浅红或深红，触之有痛感，脓液较为黏稠，治愈后常遗留或浅或深的瘢痕。

结节性痤疮｜当发炎部位较深时，脓疱性痤疮可发展成结节，大小不等，颜色呈浅红或深红色，表现不一，有的显著隆起，呈半球形或圆锥形，可长期存在或逐渐吸收，脓疱破溃后会形成明显的瘢痕和色素沉着。

囊肿性痤疮｜可形成大小不等的皮脂腺囊肿，常继发化脓菌感染，破溃后流出血性脓液，炎症反应不重，以后逐渐形成窦道或瘢痕。

## 21

# 痤疮能自己挤吗

**?**

痤疮是不能自己挤的。其原因在于：①人的面部有大量的面静脉分布，面静脉收纳面前部软组织的静脉血，并经过内眦静脉、眼静脉与颅内海绵窦相通，所以，如果错误地挤压面部，尤其是鼻根至两口角所组成的三角区域，细菌容易通过上述途径进入颅内，导致颅内感染；②毛囊内可寄生细菌，尤其是痤疮丙酸杆菌，它是痤疮发病的一个重要因素，挤压的话有可能会造成细菌扩散；③由于人们普遍无菌观念差，如果用手或者挤压工具消毒不过关，可能造成二次感染，使痤疮加重，甚至会引发新的感染性疾病；④挤压的力

度如果不适宜，也有可能出现皮下淤血，很长时间才能够消退下去；⑤对于为数不多的较深、较大或是肉眼明显可见的粉刺，挤压时，卡在里面的油脂和角质可以排出，但是旁边的结缔组织已经变形而失去弹性，这样就会遗留一个空洞，油脂和角质会很快再次积聚；⑥反复挤压造成伤口因反复刺激，有可能形成瘢痕。

## 22

# 如何摆脱痤疮带来的负面情绪

**?**

首先，要明确的是，痤疮不

是无法治愈的疾病。痤疮虽然好发于青少年，且对青少年的心理和社交影响较大，但青春期后往往能自然减轻或痊愈。绝大多数痤疮患者经过治疗后可以完全康复，继续正常的社交和工作学习。其次，要树立战胜疾病的信心，因为健康的心态对疾病的恢复是有积极意义的。情绪可以影响机体的免疫功能，良好的情绪可使机体的生理功能处于最佳状态，使免疫系统发挥最大效应，抵抗疾病的"袭击"。一些医学专家认为，许多疾病是可以自我控制的，因此，一些心理学家把情绪称为"生命的指挥棒""健康的寒暑表"。

# 23
# 如果不方便去医院，长了痤疮该如何处理呢？

**正确地洗脸**｜用温水冲洗，皮肤湿润后，将洗面乳或肥皂放在手掌上揉搓起泡，形成泡沫后，对容易形成痤疮或粉刺的地方进行轻柔地打圈按摩，然后迅速用温水冲洗掉。肥皂或洗面乳以中性温和为宜。

**不要挤压痤疮**｜把痤疮里的脓液或白色油脂颗粒挤出来，以为会消得比较快，但是此种行为会造成一连串损伤，包括凹坑、黑斑、易脸红等。

**注意防晒** | 痤疮长得太严重时，就是好了也会留下色素沉着。经常晒太阳，紫外线会加深色素沉着，结果整张脸看起来不是红的就是黑的，导致面部色泽不一致。随着年龄增加，色素沉着的发生概率也大大增高，此时更是要注意防晒。防晒的方法以戴口罩、打伞、戴帽子等物理防晒较为适合，也可以选用清透的防晒乳液。

**睡眠要充足** | 经常熬夜的人肌肤比较粗糙暗淡，因为熬夜会使身体功能变差、内分泌失调、代谢紊乱，体内的毒素沉积无法排出，日积月累就在皮肤上形成了痤疮。所以，最好不要熬夜，一定要保持充足的睡眠。

**良好的生活习惯** | 不良的生活习惯也是导致成人痤疮出现的主要原因。有些朋友虽然已经 30 岁了，但却不懂得爱惜自己，长期熬夜，或者日夜颠倒，饮食上一点都不注意，平时洗脸也是随便洗洗，须知，这些都会悄悄地把"痘痘"引来。

**保持大便通畅** | 大便不通，清气不升，浊气不降，毒气上升，毒素上泛，可见口舌生疮、牙龈肿痛、声音嘶哑、皮肤油腻，会诱发痤疮生长，所以要保持大便通畅。

## 24
# 痤疮能去根吗
?

痤疮是一种慢性复发性炎症

性皮肤病，其高发年龄为16~40岁，大部分患者在40岁后基本可以自然痊愈，因此，痤疮也称青春痘。但痤疮由于其发病因素众多，治疗有一定的困难，治疗效果差、疗程长、病情反复、不良反应多等问题困扰着广大的患者，但是，通过调整自身的生活方式，选用合理的治疗手段，痤疮是可以改善甚至痊愈的。

对于病情较轻的患者，可以暂不就医，以调整自己的生活饮食习惯为主。首先，以预防为主，保持乐观、积极的心态，正确看待痤疮，保持健康的作息和饮食，少吃"三高"食物，即高热量、高刺激性、高糖的食物，避免熬夜；其次，在炎症时期，不要挤压痤疮，大多数情况下，严重的症状多与患者自己对痤疮的机械刺激有关，若手或器械未经消毒，或手法不专业，很容易在挤压痤疮的时候破坏深层组织，最终导致瘢痕的发生；再次，要保证面部的清洁，常用温水及温和的洗面奶或香皂清洗面部，抑制皮脂腺的过度分泌。对于相对痤疮较为严重的患者，建议到正规的医疗机构诊治，不要病急乱投医，不当的治疗不仅不会改善病情，还会使病情加重。

## 25 怎样配合医生治疗痤疮 ?

**减少化妆品的使用** | 痤疮患者应该减少隔离霜、粉底液等化妆品的使用，多用一些保湿剂；选择不含添加剂及金属成分的护肤品。

**养成良好的习惯** | 对于脸上经常长痤疮的患者，注意不要总用手摸皮损，避免细菌感染；更要注意不挤痘痘，避免留下瘢痕；早睡早起，保持积极乐观的心态；忌烟、酒；少吃辛辣油腻及过甜的食品，多吃蔬菜、水果；保持皮肤清洁，养成良好的洗护习惯；养成每天运动的习惯，可以加快自身代谢，有助于配合医生对痤疮的治疗。

## 26 中医怎么认识痤疮 ?

由于痤疮所生丘疹如刺，可挤出白色碎米样粉汁，故中医称痤疮为"粉刺""肺风粉刺""酒刺"等。

历代中医著作中对本病均有描述，最早在《黄帝内经》中就有"诸痛痒疮，皆属于心""汗出见湿，乃生痤痱"的记载；明代《外科正宗》曰："肺风、粉刺、酒渣鼻三名同种，粉刺属肺，酒渣鼻属脾，总皆血热郁滞不散所致"；清代《医宗金鉴》认为"此证由肺经血热而成，每发于面鼻，起碎疙瘩，形如黍屑，色赤肿痛，破出白粉汁。宜内服枇杷清肺饮，外敷颠倒散"。

古代医家认为，面部和鼻部属肺，痤疮是肺胃蕴热，熏蒸肌肤。因过食辛辣油腻之品，生湿生热；或肺热下移大肠，结于肠内，不能下达，反而上逆，阻于肌肤而成。

目前，中医认为本病主要是由于先天素体肾之阴阳平衡失调，肾阴不足，相火、天癸过旺，加之后天饮食不节、生活没有规律，肺胃火热上蒸头面，血热郁滞而成。所以，集众医家的观点，痤疮的辨证分型可归纳为肺经风热证、胃肠湿热证、痰瘀互结证、冲任失调证及阴虚火旺证。根据其病因病机，本病中医总的治疗法则为清肺解毒、清利肠胃湿热、祛瘀化痰、调理冲任、滋阴泻火。在治疗方法上，内治和外治相结合，内外合治，标本兼顾，才能达到较好的治疗效果。

## 27 中医怎么治疗痤疮?

基于中医对痤疮病因病机的认识，痤疮的内治仍多从肺胃入手来辨证施治。手太阴肺经起于中焦而上行过胸，足阳明胃经起于颜面而下行过胸，肺胃积热，则循经上熏，血随热行，上壅于胸面，故胸、面生粟疹且色红。肺主皮毛，肺与大肠相表里，大肠承胃之气，故从肺胃辨证。另情志所伤，致肝气不舒，气机不畅，郁久化热，反侮于肺，也会导致发病。肺胃、肝胆之湿热，日久均可致气机瘀滞，进而造成血瘀气滞，复感风热邪气，而出现痰湿瘀结。

若见面部或兼前胸、后背多数炎性丘疹，色红，有脓头，局部脂溢明显，可见黑、白头粉刺，或有痒痛，心烦，口干口苦，大便秘结。舌质红，苔薄黄，脉浮数者，当辨肺经风热证，治以清泻肺经风热，如枇杷清肺饮。

若兼见疹红肿疼痛，或有脓疱，伴口臭、便秘、尿黄，舌质红，苔黄腻，脉滑数者，当辨湿热毒蕴证，治以清利湿热，可用防风通圣丸合黄连解毒汤加减。

若兼见胁肋胀痛，夜寐多梦，易怒，舌尖红，脉弦者，当辨肝郁气滞证，治以疏肝解郁，如加味逍遥散合茵陈蒿汤加减。

若兼见皮疹结成囊肿，或有纳呆，便溏，舌淡胖，苔薄，脉滑者，当辨痰湿瘀结证，治以活血化痰软坚，如海藻玉壶汤合漏芦连翘汤加减。

# 28
# 针灸可以治疗痤疮吗

针灸是治疗痤疮的有力手段。大致有如下 3 种。

**毫针 |**

**主穴:** 百会，尺泽、曲池、大椎、合谷、肺俞、委中。

**配穴:** 四白、颧髎、下关、颊车等，病变局部四周的阿是穴。

**针刺方法:** 泻法，中等刺激，留针30分钟，每日针1次，10次为1个疗程，症状好转后改为隔日1次。

穴位多为手太阴肺经、手阳明大肠经、足阳明胃经之穴。适用于肺胃热盛证的Ⅰ度、Ⅱ度痤疮的辅助治疗。

**耳针 |**

**主穴:** 耳尖、肺、皮质下、丘脑、神门、内分泌、肾上腺、局部穴。

**配穴:** 脾、大肠、小肠、肝。便秘加大肠、直肠下段；月经不调加内生殖器、卵巢。

**针刺方法:** 每次采取耳尖放血，甚者可局部穴刺血，其余主穴选2~3个，配穴选2~3个。毫针刺，留针15~20分钟，隔日1次，10次为1个疗程。或耳针埋针或耳穴压豆（王不留行子），两耳轮换，3日1次，5次为1个疗程。

适用于肺胃热盛证Ⅰ度、Ⅱ度痤疮的辅助治疗。

**刺络拔罐 |** 取大椎穴。常规消毒后，三棱针或梅花针点刺出血，然后拔火罐，10~15分钟，出血1~3毫升。3日1次，10次为1个疗程。

适用于肺胃热盛证新生皮损多且感染重、较多脓头的皮损；或病久入络，皮损多为囊肿、结节及增生瘢痕的辅助治疗。

# 29

## 治疗痤疮有中成药吗

**?**

**当归苦参丸**｜方中当归养血活血，苦参燥湿清热。专治湿瘀互结，以结节、囊肿为主要表现的湿瘀互阻型痤疮。

**金花消痤丸**｜源自栀子金花丸，黄芩、黄连、黄柏清三焦毒热；加桔梗、甘草、薄荷清利上焦，酒大黄引热下行；栀子利水清心，功在解气分热邪，三焦兼顾而主治在上焦；清肺胃热，通利二便。主治肺胃热盛，以丘疹、粉刺、少量脓疱为主，伴有便秘尿黄、口感咽痛等症，多见于Ⅱ度痤疮患者。

**银翘解毒丸**｜即银翘散制成蜜丸。方中薄荷、荆芥、淡豆豉、牛蒡子疏风清热；金银花、连翘解毒；竹叶清心；桔梗、甘草解毒利咽。功效：疏风解表，清热解毒。用于肺经风热，皮损以粉刺为主。

**功劳去火片**｜方中黄芩、黄柏、栀子清热泻火解毒；功劳木解毒清热养阴。主治中年女性痤疮，以丘疹为主者，多属Ⅰ度、Ⅱ度痤疮。若有烘热、自汗、心烦、失眠等更年期症状者更为适宜。

**一清胶囊**｜方用大黄、黄芩、黄连，即泻心汤。功效：清胃解毒。药力较为平和，主要适用于胃火炽盛，口周多起红疹、脓疱的痤疮患者。但与当归苦参丸一样，药力单薄，须与其他药物配合使用。

**防风通圣丸**｜方中重在用大

黄、芒硝通腑以泻胃火；滑石、甘草、栀子利尿以泻心火；辅以麻黄、荆芥、防风、薄荷、石膏、黄芩、桔梗、甘草发汗清热以泻肺；当归、赤芍、生地黄养血和营。驱邪之力最强，汗、下、清、利四法并用，体质壮实之人适用，虚人不宜。但是清热之力尚可，解毒力量较弱，疗效出现较慢，适用于Ⅰ度、Ⅱ度痤疮。治疗过程中必须注意顾护脾胃。

**大黄䗪虫丸**｜方中重用多种活血破瘀之品，如䗪虫、虻虫、蛴螬、水蛭、干漆，配合大黄、桃仁以活血破瘀。药力峻猛而制蜜丸，为峻药缓服。主治紫红、紫暗增生性皮损，久不消退，或者上述类型痤疮炎症消退后遗留暗红萎缩性瘢痕者。以结节、囊肿型痤疮为主。

**血府逐瘀胶囊**｜方以桃红四物加牛膝养血活血；气行则血行，故配合柴胡、枳壳、桔梗、甘草理气活血化瘀。功效：行气活血化瘀。适用于Ⅰ度至Ⅳ度痤疮，表现为疹色紫暗者。尤其适用于性情内向、多思虑、善忧伤的患者，月经不调、乳腺增生等气滞血瘀表现的患者，或者处于更年期的女性患者。但临床多需要配合清热解毒、凉血、除湿等药，方堪重任。

**丹参酮胶囊**｜其主要成分为隐丹参酮，对革兰氏阳性菌抗菌作用较强，此外，其抗皮脂腺分泌作用确切，可降低痤疮患者皮脂溢出率。本药适用于各类型痤疮。

## 30
## 西医口服药物怎么治疗痤疮
**?**

**维 A 酸类药物** | 具有抑制皮脂腺脂质分泌、调节毛囊皮脂腺导管角化作用。

常用口服异维 A 酸胶囊，本药应在医生指导下使用，口服治疗痤疮的剂量应因人而异，从 0.1~1 毫克/（千克·天）不等，一般建议开始剂量为 0.5 毫克/（千克·天），分两次口服。本药为脂溶性，进餐时服药可促进吸收，治疗 2~4 周后可根据临床效果及不良反应酌情调整剂量。6~8 周为 1 个疗程，疗程之间可停药 8 周，停药后短期内可持续改善症状。

**抗生素类药物** | 针对痤疮丙酸杆菌的抗菌治疗是治疗痤疮（特别是中、重度痤疮）的常用方法之一。

常用药物选择：首选四环素类，如多西环素、米诺环素等，不能使用时可考虑选择大环内酯类，如红霉素、阿奇霉素、克拉霉素等。剂量和疗程：使用抗生素治疗痤疮应规范用药的剂量和疗程。通常米诺环素和多西环素的剂量为 100~200 毫克/天（通常 100 毫克/天），可以 1 次或 2 次口服，空腹；红霉素 1.0 克/天，分 2 次口服。疗程为 6~8 周。

**激素类药物** |

（1）抗雄激素类药物

1）避孕药：主要由雌激素和孕激素构成，目前常用的抗雄激素避孕药包括炔雌醇环丙孕酮和雌二醇屈螺酮。炔雌醇环丙孕酮每片含醋酸环丙孕酮 2 毫克加炔雌醇 35 微克，在月经周期的第 1 天开始每天服用 1 片，连用 21 天，停药 7 天，再次月经后重复用药 21 天。常用的抗雄激素类药物如达因 -35。

2）螺内酯：是醛固酮类化合物，也是抗雄激素治疗常用的药物。推荐剂量每日 1~2 毫克/千克,疗程为 3~6 个月。

（2）糖皮质激素类药物：生理性小剂量糖皮质激素具有抑制肾源性雄激素分泌的作用，可用于抗肾上腺源性雄激素的治疗；较大剂量糖皮质激素具有抗炎及免疫抑制作用，因此，疗程短、较大剂量的糖皮质激素可控制重度痤疮患者的炎症。

# 31
# 外用药物治疗痤疮需要注意些什么
?

治疗痤疮的外用药物有很多种，其治疗痤疮的机制也不尽相同，须根据患者的病情、皮损类型等选择相应的外用药物。面部皮肤尽量不使用激素类药物，皮肤较敏感者避免使用刺激性过强的药物。

首次使用外用药可在耳后或小面积皮损处尝试使用，无明显红肿、刺痛等不良反应后，再涂擦其他皮损处。涂抹前应注意清洁双手，并用温水洗脸，尽量少用或不用成分复杂的清洁剂，涂药时尽量用指尖或棉签点蘸药物，薄薄一层涂于皮损处，不要贸然大面积涂擦于面部，以免刺激面部皮肤，引起不良反应。

要严格遵照医嘱用药，不可自行调整剂量或使用次数。

若用药后出现明显红肿、刺痛等不良反应，应立即停止使用，并及时到医院就诊。

## 32
## 治疗痤疮的外用药会不会含有激素呢
?

大部分治疗痤疮的外用药通常是不含有激素的，另外，面部有皮损也尽量不使用激素类药物。因为不规范地外用激素会使痤疮加重，并引发皮炎等不良反应，长期使用激素会引起毛细血管扩张、色素沉着、毛发加重等不良反应。

常用的治疗痤疮的外用药有很多种，大致包括以下几类。

**外用维 A 酸类药物** | 具有调节表皮角质形成细胞分化、改善毛囊皮脂腺导管角化、溶解微粉刺和粉刺及抗炎的作用，还具有控制痤疮炎症后色素沉着和改善痤疮瘢痕等功效，和抗炎抗菌药物联合使用可以增加相关药物的皮肤渗透性。外用维 A 酸类药物是轻度痤疮的单独一线用药、中度痤疮的联合用药以及痤疮维持治疗的首选药物。

目前常用的外用维 A 酸类药物包括第一代维 A 酸类药物

如 0.025%~0.1% 全反式维 A 酸霜或凝胶，第三代维 A 酸类药物如 0.1% 阿达帕林凝胶。

建议低浓度或小范围使用，每晚 1 次，避光。

**过氧化苯甲酰** | 为过氧化物，外用后可缓慢释放出新生态氧和苯甲酸，具有杀灭痤疮丙酸杆菌、溶解粉刺及收敛的作用。可配制成 2.5%、5% 和 10% 不同浓度的洗剂、乳剂或凝胶，少数敏感皮肤会出现轻度刺激反应，建议敏感性皮肤从低浓度及小范围开始试用。

**外用抗生素** | 外用夫西地酸钠乳膏作为外用抗生素可作为治疗痤疮的选择之一。

**二硫化硒** | 2.5% 二硫化硒洗剂具有抑制真菌、寄生虫及细菌的作用，可降低皮肤游离脂肪酸含量。

**其他外用药物** | 5%~10% 硫黄洗剂和 5%~10% 的水杨酸乳膏或凝胶具有抑制痤疮丙酸杆菌和轻微剥脱及抗菌作用，可用于痤疮治疗。

上述药物均非激素类药物。

## 33 听说激光可以治疗痤疮，如何选择？

目前临床上用于皮肤病治疗的激光仪器有很多种。治疗痤疮的激光仪器主要有强脉冲光、长脉冲 1 064 纳米钕钇铝石榴石激光（1 064-nm

Nd：YAG 激光）、点阵激光等。

常用的激光技术如下。

**光动力疗法( photodynamic therapy，PDT )** | 外用 5- 氨基酮戊酸富集于毛囊皮脂腺单位，经过血红素合成途径代谢生成光敏物质原卟啉IX，经红光（630 纳米）或蓝光（415 纳米）照射后，产生单态氧，作用于皮脂腺，造成皮脂腺萎缩，抑制皮脂分泌，直接杀灭痤疮丙酸杆菌等病原微生物，改善毛囊口角质形成细胞的过度角化和毛囊皮脂腺开口的阻塞，促进皮损愈合，预防或减少痤疮瘢痕。

术后需避光 48 小时，以免产生光毒反应。轻、中度皮损患者可直接使用 LED 蓝光或红光进行治疗。

**激光疗法** | 多种近红外波长的激光，如 1 320 纳米激光及 1 550 纳米激光常用于治疗痤疮凹陷性瘢痕，根据皮损炎症程度选择适当的能量密度及脉宽，其中 1 320 纳米激光 6 次 / 疗程，每次间隔 1 个月，建议 6~12 个月后维持治疗 1 次。治疗的能量根据前冷 - 激光模式、中冷 - 激光模式、后冷 - 激光模式三种，1 550 纳米激光 5 次 / 疗程，可修复瘢痕，每次间隔 2~3 周。

强脉冲光和脉冲染料激光有助于炎症性痤疮后期红色印痕消退。非剥脱性点阵激光（1 440 纳米激光、1 540 纳米激光、1 550 纳米激光）和剥脱性点阵激光（2 940

纳米激光、10 600纳米激光）对于痤疮瘢痕有一定程度的改善。临床应用时建议选择小光斑、较低能量和低点阵密度多次治疗为宜。

# 34
## 果酸换肤可以治疗痤疮吗
**?**

果酸是从水果中提取出的各种有机酸的统称，包含多种天然水果或酸奶中的有效成分，包括葡萄酸、苹果酸、甘醇酸、柑橘酸及乳酸等，这些成分大多从水果中提取，故得名果酸。

果酸对皮肤的作用分为表皮效应、色素效应及真皮效应。在表皮效应方面，果酸可以使表皮不正常堆积的角质层细胞剥脱，松解堆积在皮脂腺开口处的角质形成细胞，纠正毛囊上皮角化异常，使皮脂腺分泌物排泄通畅，抑制粉刺形成。在色素效应方面，果酸还可以促进表皮细胞的活化、更新，并促进黑色颗粒的消除，降低黑色素生成，减轻色素沉着。在真皮效应方面，果酸可以促进真皮层胶原蛋白的纤维增生及重新排列，使真皮内的基质增加。治疗可选用浓度20%、35%、50%、70%的果酸治疗痤疮，视患者耐受程度递增果酸浓度或停留时间。每2~4周治疗1次，4次为1个疗程，增加治疗次数可提高疗效。对炎性皮损和非炎性皮损均有效。果酸治疗后局部可出现淡红斑、白霜、肿胀、刺痛、烧灼感等，均可在 3~5 天内恢复，如出现炎症后色素沉着则需 3~6 个月恢复。治疗间期注意防晒。

因此，果酸换肤是可以治疗痤疮的。

## 35

## 痤疮消退后的凹坑怎么治疗？

痤疮在炎症消退后会遗留色素沉着斑及深浅不一的凹坑，影响美观。其治疗效果一直不理想，一般采用非手术和手术两种方法，如微晶磨削术、机械磨削术、痤疮瘢痕打孔术、细胞生长因子外敷、生物胶原局部注射及点阵激光等多种综合治疗方法。

对于凹陷性瘢痕的治疗，传统上采用皮肤磨削的方法，这种治疗由于出血多、恢复慢，在临床上的应用越来越少。现在应用较多的方法是像素激光治疗，不同于传统的磨削方法，像素激光在发射过程中通过特殊的方式使激光以无数个点阵光束的形式作用于皮肤组织，每个细小光斑之间有正常组织间隔作为热扩散区，减少一次性治疗对皮肤的热损伤。像素激光是通过局灶性光热作用达到治疗目的的一种激光，通过局灶性光热作用，激发胶原重塑，达到祛除炎症后的色沉及凹坑，产生中心微小的收缩，使皮肤收紧、收缩毛孔的作用。

# 36
## 痤疮消退后的瘢痕疙瘩怎么治疗
？

瘢痕疙瘩是在痤疮感染得到控制后，遗留的瘢痕继续增生的增生性瘢痕。目前，瘢痕疙瘩缺乏特效的治疗方法。常用方法有激素类药物注射、手术切除治疗、放射治疗、硅胶敷料物理压迫治疗、激光治疗和冷冻治疗。

瘢痕疙瘩临床上常用的治疗方法是像素激光磨削术，利用像素激光在发射过程中通过特殊的方式使激光以无数个点阵光束的方式作用于皮肤组织，每个细小光斑之间有正常的组织间隔，以作为热扩散区，减少了一次性治疗对皮肤的热损伤，其原理是通过局灶性光热作用达到治疗目的，即利用局灶性光热作用，激发胶原重塑，达到祛除炎症后色沉及凹坑，产生中心微小的收缩，使皮肤收紧、收缩毛孔的作用。

# 37
## 如何预防痤疮的复发
？

近年来随着生活水平的提高，人们对自身生活质量的要求也日渐增高，因此以痤疮为代表的皮肤损美性疾病越来越受到重视。

如何预防痤疮的复发，除药物治疗外，加强对患者的科普宣传非常重要。要正确认识本病，及早治疗，才能预后良好，减少复发。

首先，要注意生活、饮食、起居的规律。工作注意劳逸结合，避免长期精神紧张。

其次，要忌食辛辣、油腻、油炸、高糖食物。

另外，是面部的清洁。常用温水和硼酸皂或硫黄皂洗患处和面部油脂分泌多的部位。同时注意不可用手挤捏痤疮，对非炎症性、闭合性的痤疮可以使用痤疮针压出。另外要注意情志对本病的影响，因为痤疮患者多为年轻人，处于青春期，情绪不稳定、烦躁易怒会使病情加重，并

且使治疗疗程延长。

## 38
# 痤疮患者可以吸烟吗？

吸烟与很多疾病的发生密切相关，对皮肤的影响也不容忽视。尼古丁是香烟烟雾中的主要成分之一，其生物学作用机制十分复杂。皮肤组织中的角质形成细胞、成纤维细胞和血管中都有尼古丁受体的表达。尼古丁可以促进皮肤血管收缩，造成局部皮肤缺血，破坏角质形成细胞内环境稳定，引起皮肤老

化，延缓皮肤创伤愈合，引发一系列的皮肤疾病。

另外，烟雾中含有大量自由基，可造成细胞脂质过氧化并损伤细胞膜结构，加速皮肤老化，导致皮肤暗沉、发黄、色斑、细纹甚至松弛等。

烟雾中还含有丙酮这种有毒物质，该物质可以溶解油脂，使皮肤干燥过敏，并且对皮肤具有刺激作用，所以长期吸烟可导致肌肤衰老，无光泽。

因此，痤疮患者是不建议吸烟的。

# 39
# 痤疮患者可以饮酒吗
?

酒精对皮肤的影响和尼古丁相似。饮酒会加速体内和皮肤水分的流失，导致皮肤变得干燥缺水，甚至出现脱皮、角化的现象。常饮酒会给皮肤带来很大的负担，让皮肤慢慢变得粗糙，影响皮肤的健康状态。

过度饮酒有加速皮肤老化的危害，酒精会使毛细血管扩张，血液循环加快，造成细胞水分及维生素 B 的流失。过量饮酒后还会引起肾上腺激素的大量分泌，多种因素相互作用诱发脸上长痤疮；另外，有些对酒精过敏的人也会在喝酒后出现脸上或身上长痘的现象。

## 40

## 痤疮患者洗脸时应该注意些什么

**？**

**不要频繁洗脸** | 根据不同的肤质，一天洗 2 次或 3 次，频繁洗脸反而会刺激皮脂腺的分泌。这是由于一旦皮肤表面的油脂被洗净，皮脂腺就必须"加班"工作来维持他的天然保护功能，如此一来，皮脂腺分泌会变得越来越活跃。

**尽量少用磨砂膏和收敛水** | 磨砂膏和收敛水会过度刺激表皮，同时也会刺激皮脂腺的分泌功能，使皮肤情况更糟。此外，收敛水还能使毛孔收缩，让原本已堵塞的毛孔更小。

**不要自行用手或工具抠、挤、挑痤疮** | 用手或工具去挤压炎性痤疮，非但于事无补，反而会因手上的细菌而造成二次感染。也可能因挤压造成皮下淤血，留下必须数周甚至数年才会消失的色素沉着。此外，因抠、挤造成的伤口，经一再刺激，引起皮肤增生，易形成瘢痕。

## 41

## 痤疮患者应如何选择化妆品呢

**？**

痤疮形成的主要原因是毛囊漏斗口角化过度，阻塞毛囊开口，简单地说，就是毛囊漏斗口所产生的代谢物堵住毛囊口。皮脂腺分泌旺盛，会产生大量的皮脂，特别是在熬夜、辛辣饮食和过量饮酒后，以及月经来潮前后。当毛囊口堵塞，皮脂腺产生大量皮脂进入毛囊漏斗部，可出现"黑头"或"白头"粉刺，在正常的皮肤及毛囊漏斗部存在许多条件致病菌，在适宜的环境下迅速繁殖，会导致毛囊发炎，形成脓疱、囊肿等。因此，痤疮患者不建议使用易于堵塞毛孔的化妆品，如粉底液、隔离霜等。

# 42
## 痤疮患者洗澡时应该注意些什么？

**不宜过于频繁**｜痤疮患者如果洗澡过于频繁，或者长期使用碱性过强的洗浴用品，会伤害皮肤角质层，加速细胞内水分的蒸发，除了使皮肤干燥、瘙痒外，严重的还会使毛囊过度角化。

**不宜用力揉搓**｜痤疮患者往往皮肤油脂分泌比较多，容易瘙痒，洗澡时一定不可大力揉搓，不要过分清洁，这样会影响皮肤的屏障作用，加重痤疮症状。

**选择合适的沐浴用品**｜痤疮患者由于长期内服或外用抑制油脂分泌的药品，可引起皮肤角质层缺乏油脂保护而敏感脆弱，如洗浴用品在去掉污物的同时也带走了正常的皮脂，会使皮肤干燥紧绷，甚至引起浑身发痒，使皮肤处于"既油又干"的状态。

因此洗浴用品最好选用少含或不含香料、添加剂的产品，避免皮肤长期受香料或色素刺激而对紫外线异常敏感。如果皮肤不是太油，最好选择中性的浴液或香皂，碱性过强的洗浴用品对皮肤有刺激，会引起过敏性皮肤疾病。

**彻底冲洗 |** 大部分香皂与浴液都是碱性的，而人的皮肤是中性偏酸的。敏感性肌肤的痤疮患者应尽量减少浴液和皂类在身体上停留的时间，尽快将泡沫冲洗干净，以免刺激皮肤，加重过敏症状。

**注意皮肤防护 |** 痤疮患者洗澡之后应立即涂抹保湿乳液保护皮肤，以免由于干燥而加重皮肤瘙痒症状。

# 43
# 痤疮患者为什么要保持大便通畅
# ？

中医理论中有"肺主皮毛""肺与大肠相表里"的说法。"肺主皮毛"是指皮毛赖肺的精气以滋养和温煦，皮毛与汗孔的开合也与肺之宣发功能密切相关。因而皮肤的疾病往往与中医学中的"肺"有着密切的关系。而"肺与大肠相表里"的理论阐释了肺气与大肠功能的关系，肺气肃降，则大肠传导如常，粪便排出通畅；若大肠积滞不通，反过来也影响肺气的肃降。临床上，若肺失清肃，津液不能下达，则可见大便困难；若大肠实热，腑气不通，又可引起肺气不利而咳嗽胸满。痤疮是皮肤疾病，与肺的关系十分密切，大肠传输糟粕能力强，肺气得以下降，则肺主皮毛的功能就正常，有利于痤疮的恢复。因而，痤疮患者应保持大便通畅。

从经络循行来看，手太阴肺经起于中焦而上行过胸，足阳明胃经起于颜面而下行过胸，故肺胃积热，则循经上熏，血随热行，上壅于胸面，故胸、面生粟疹且色红。肺主皮毛，肺与大肠相表里，大肠承胃之气，故从肺胃辨证。

## 44

## 哪些食疗方法有助于治疗痤疮？

**多食富含粗纤维的食物**｜粗纤维食物可以促进肠胃蠕动，加快代谢，使多余的油脂排出体外。此类食品有全麦面包、大豆、竹笋等。

**多食含锌的食物**｜锌可增强抵抗力，促进伤口愈合。含锌的食物很多，如小米、扁豆、黄豆、萝卜、坚果、动物肝脏、扇贝等。

**多摄入富含维生素A的食物**｜维生素A对肌肤有再生作用。含维生素A的食物包括胡萝卜、菠菜、生菜、杏、芒果、动物肝脏、鱼肝油等。

绿叶蔬菜、鱼类含有的维生素 $B_2$ 及维生素 $B_6$，可参与蛋白质代谢，促进脂肪代谢，平复痤疮。维生素C能有效修复被痤疮损伤的组织，建议多吃新鲜蔬菜、水果。

**少肥甘厚味｜**少吃动物油、芝麻、花生、蛋黄等富含油脂的食物。

**少辛辣｜**辛辣食物易刺激神经和血管，容易引起痤疮复发。

**少喝咖啡｜**咖啡因会促使人体分泌激素，进而导致痤疮加重。

第二章 看清痤疮
的本质

中医学
部分

一

# 古代医家对痤疮的认识

《说文解字》曰："痤，小肿也。"《广雅疏证》云：
"痤，痈也。"中医学对痤疮早有论述，只是病名不一。中
医学认为，痤疮属肺风、粉刺范畴，古籍中对该病有皶、面疱、
粉刺、面粉渣、酒刺等称谓。历代医家通过长期的临床实践，
逐渐完善了对痤疮病因病机、发病特点的认识，总结了一系
列辨证施治规律和方法。

中医对本病的认识早在《黄帝内经》中就有比较详细的论
述，如"劳汗当风，寒薄为皶，郁乃痤""汗出见湿，乃生
痤痱"（《黄帝内经素问·生气通天论》）。"皶"指的是痤疮，
"痤"指的是小疖子，此为最早对痤疮病因病机的论述，指
出本病是由于寒邪、热邪、风邪、湿邪郁于肌表，闭阻经络，
脂凝邪聚而成。

后世研究《黄帝内经》的医家对本书做了注解，唐代王冰对其解释为："形劳汗发，凄风外薄，腠理居寒，脂液遂凝蓄于玄府，依空渗涸，皶刺长于皮中，形如米，或如针，久者上黑，长一分，余色白黄而瘦于玄府中，俗曰粉刺，解表已。玄府，谓汗空也。痤谓色赤瞋愤，内蕴血脓，形小而大如酸枣，或如按豆，此皆阳气内郁所为。"明确指出本病病位在肤腠玄府，病理实质是脂液凝结，同时，具体地描述了皮损形态，并因其病位表浅而提出以解表为治则。此外，王冰还仔细辨别了皶与痤之区别，指出两者病机不同，痤为阳气内郁而内蕴血脓，而皶实为脂液凝结。

晋代葛洪在《肘后备急方》中认为："年少气充，面生疱疮。"认识到本病好发于"年少"者之面部，指出了该病的好发年龄和发病部位。《黄帝内经》云："女子七岁，肾气盛，齿更发长。二七而天癸至，任脉通，太冲脉盛，月事以时下，故有子。三七，肾气平均，故真牙生而长极""丈夫八岁，肾气实，发长齿更。二八，肾气盛，天癸至，精气溢泻，阴阳和，故能有子。三八，肾气平均，筋骨劲强，故真牙生而长极"。青春期正是人体生长发育的黄金时期，人体阳气充盛，而此时期正是痤疮的高发时期，说明痤疮的发病与阳气盛衰有着密切的关系。

由于魏晋时期社会尚饮酒纵乐之风，当时的医家已注意到了该种生活习惯对本病的影响，因此《诸病源候论》中云："饮酒热未解，以冷水洗面，令人面发疮，轻者皶疱。""此由饮酒，热势冲面，而遇风冷之气相搏所生，故令鼻面生皶，赤疱匝匝然也。"提出"饮酒"而"当风"或"饮酒"而"冷水洗面"亦是痤疮发病的原因，强调在饮酒而生热的基础上感受外部风冷之气而致病，这反映了中医学对痤疮认识的深化。

宋金元时期，虽然临床医学各科专著纷纷出现，形成了繁荣的局面，但该时期对痤疮的病机探索并无突破。明代相对稳定的政治环境，为医学经验的积累和理论深化创造了有利条件，医家对痤疮也有了更深入的认识，如龚廷贤《万病回春》曰："肺风粉刺，上焦火热也"，指出该病病位在上焦，病性为热。《外科启玄》曰："妇女面生窠瘘作痒，名曰粉花疮，乃肺受风热或绞面感风，致生粉刺，概受湿热也"，指出湿热是痤疮的发病原因。《古今医统大全》曰："此阳为阴遏，而不通畅，故迫为皶，粉刺也。"将痤疮发病的原因提升到阴阳的水平上来，首次提出了"阳为阴遏"的痤疮病机。《外科正宗》曰："肺风、粉刺、酒渣鼻三名同种，粉刺属肺、酒渣鼻属脾，皆由血热瘀滞不散。又有好饮者，胃中糟粕之味，熏蒸肺脏而成，经所谓有诸内形诸外，当分受于何经以治之。"指出痤疮与肺脏关系密切，脾胃积热熏蒸肺脏可致病，痤疮主要发生在皮肤肌肉之间，脾主肌肉，肺主皮毛。肺经风热，熏蒸肌肤，且肺与大肠相表里，肠胃湿热循手阳明大肠经和足阳明胃经上蒸颜面，则皮肤油腻，痤疮易发。《黄帝内经灵枢》云："肺手太阴之脉，起于中焦，下络大肠，还循胃口，上膈属肺。从肺系横出腋下，下循臑内，行少阴心主之前，下肘中，循臂内上骨下廉，入寸口，上鱼，循鱼际，出大指之端。其之者，从腕后，直出次指内廉，出其端。"手太阴肺经起于中焦，属肺，络大肠，联系于胃。肺胃关系密切，肺经之热易循经传入脾胃与大肠，故脾胃受邪则易生湿热，大肠受邪易生便秘，而化热生毒，湿热毒上攻于颈面而生痤疮。

清代陈世铎所著《洞天奥旨》中，将痤疮的致病因素归纳为"肺受风热""绞面感冒寒风""血热不活""湿热"等，明确指出"血瘀"是痤疮的致病因素。清代吴谦《医宗金鉴》歌诀曰："肺风粉刺肺经热，面鼻疙瘩赤肿痛，破出粉汁或结屑，枇杷颠倒自收功。"并注解："此证由肺经血热而成。每发于面鼻，起碎疙瘩，形如黍屑，色赤肿痛，破出白粉汁。日久皆成白屑，形如黍米白屑。宜内服枇杷清肺饮，外用颠倒散，缓缓自收功也。"认为"肺经血热"是发病的主要原因，提出宜内外合治，并认识到治疗难以取速效，宜"缓缓收功"。清代顾世澄在《疡医大全》指出："书生娇女各多此病"，也提出了发病与年龄的关系。

从历代医家的论述中可以看出，古代先贤治疗痤疮以辨病为主，可能与该病生于头面部皮肤而易识易诊有关。医者对痤疮病因病机的认识逐步深入，从寒热论，该病属热邪为患；从气血论，该病与血分关系密切；从病变部位论，该病多发于颜面皮肤之玄府，其好发年龄为青少年等。逐步形成了较完整的理、法、方、药体系。纵观古代医家的观点，痤疮多从肺经论治，认为本病的发生与五脏中的肺关系密切，与六腑中的脾胃、大肠功能异常亦有关；病因病机方面，认为本病与热、瘀及血分有关；病性方面，认为本病多为实证。

一

# 近现代医家对痤疮的认识

赵炳南教授认为，痤疮多因饮食不节，过食肥甘厚味，导致肺胃湿热，复感风邪而发病，治以清肺胃湿热，佐以解毒，方以枇杷清肺饮加减，主要药物有枇杷叶、桑白皮、黄芩、栀子、野菊花及黄连等。

张志礼教授除遵循古代医家的经验外，亦根据自己多年的临床经验总结，加以发扬创新，认为冲任失调也是痤疮的致病因素之一。张老在原有的痤疮辨证分型基础上，增加冲任不调和阴虚火旺、湿热黏滞两个分型，冲任不调证使用自拟的金香菊方治疗，阴虚火旺、湿热黏滞证以滋阴泻火的名方知柏地黄丸为主方加减治疗。同时指出，痤疮的诊断须具备丘疹、粉刺或结节的皮损特点；中医辨证属肺胃蕴热或湿热相关者，多以栀子金花汤为主或用桃红二陈汤加减治疗。

朱仁康教授将痤疮辨证分型划分为肺风型、痰瘀型，认为肺风型证因过食油腻、脾胃积热、上熏于肺、外受于风，治以清肺胃积热，方用枇杷清肺饮加减；痰瘀型证属痰瘀交结，治以活血化瘀、消痰软坚，方用化瘀散结丸。

朱文元教授根据多年行医经验，认为痤疮的发生与肺热血热、肠胃湿热、脾虚痰湿、瘀血阻滞、肾阴不足、情志不节、肝火上炎等方面有关，并提出女性患者除上述原因外，尚与肝失疏泄、冲任失调关系密切。在辨证方面，朱老认为应首辨痤疮的热、郁、痰，其中热又分血热、湿热、风热；郁分为毒郁、血瘀；痰则由病久脾胃失调，运化失健，酿生湿浊，湿聚成痰，凝滞肌肤而致。临床将痤疮分五型论治，分别为肺经风热证、胃肠湿热证、肝经郁热证、痰热瘀结证及肝肾阴虚、冲任失调证。肺经风热证治以宣肺清热，方用枇杷清肺饮加减；肠胃湿热证治以清热利湿通腑，方用黄连解毒汤加减；肝经郁热证治以疏肝解毒，方用丹栀逍遥散加减；痰热瘀结证治以化痰祛瘀散结，方用六君子汤加减；肝肾阴虚、冲任失调证治以滋养肝肾、调摄冲任，方用二至丸加减。

秦万章教授认为，痤疮的病因病机除了古人提出的风热、血热、肺热之外，还与血瘀、湿盛、痰核、胃肠实热、热毒蕴结有关，临床辨证分为肺热血热证、脾胃湿热证、热毒证、血瘀痰凝证。

禤国维教授认为，痤疮的产生主要是由于肾阴不足，冲任失调，相火妄动，肾之阴阳平衡失调，导致女子二七和男子二八时相火亢盛，天癸过旺。此为痤疮发病的基础，加之后天饮食生活失调，肺胃火热上蒸头面，血热瘀滞而脸生粉刺。采用滋肾育阴、清热解毒、凉血活血之法进行治疗，可取得满意的疗效。

李映琳教授治疗痤疮以清热解毒、活瘀散结为大法，佐以祛湿、解郁、通腑等治法。同时注重给予患者心理疏导，培养患者合理的饮食习惯及良好的生活习惯。对痤疮的治疗，谨守病机，多角度论治，从肺胃论治，用枇杷清肺饮加减；从肠胃论治，用除湿胃苓汤加减；从痰瘀论治，用海藻玉壶汤加减；从冲任论治，用自拟调经方加减；从肝论治，用丹栀逍遥散加减。

薛伯寿教授认为，痤疮病因与素体禀赋偏于阳热体质、饮食不节致食火内生，情志内伤致五志过极化火，劳心过度而耗阴伤血有关，痤疮俗称"壮疙瘩""青春痘"，多发于青壮年，尤以青春期发病为多。身体素质多较强壮，发病亦以面、背部为主，病机多属阳证、实证、热证。由于禀赋、饮食、劳倦、七情等原因，引起脏腑功能失调而生火、生热、生痰、生湿。治疗痤疮时十分重视脏腑辨证，认为痤疮虽表现于外，但与五脏六腑均有密切的关系。

许连需教授认为，痤疮的形成源于上、中、下三焦，属于实证或实中夹虚，病位在气分、血分。源于下焦者，多因遗传特质，素体阳热，生理亢盛之火使营血偏热，此为内因；源于中焦者，为外感六淫之火侵袭肌表，太阳经多气少血助毒热上行，蕴于头面、胸背肌肤，而成痤疮。热毒日久，耗炼津血则致瘀，湿热与瘀血互结，为本病的常见病理基础，治疗当以清火解毒为主，兼以消肿散瘀之法。

郭长贵教授根据"肺主皮毛""肺与大肠相表里"的理论，认为痤疮系风热上攻所致，因皮毛属肺，肺经风热熏蒸，蕴结肌肤，乃成面疮，治疗上采用通腑泻热、祛风活血之法，使肺气通，肺热随之而泻，热去皮毛方可洁净润泽。

刘复兴教授认为，痤疮多因饮食不节、过食肥甘厚味，酿生肺胃湿热而致，治疗宜清肺泻火、解毒燥湿、凉血活血，以枇清汤为基础方，根据痤疮临床分型之不同而随证加减。

赵纯修教授将痤疮分为痰湿蕴热、痰湿结节、热毒炽盛三个证型。赵老认为，皮脂腺过度溢出，中医辨证为湿热，湿热是痤疮发病的根本原因，治法采用健脾利湿、淡渗利湿和化痰散结利湿之法。对于热毒炽盛者，当辨其为脏腑热或热毒，脏腑热多源自肺经、心经或肾经。源于肺经者多为肺经血热；源于心经者多因欲念旺盛化火，治宜清神明之心火；源于热毒者，其病机多为风热蕴结于面，外邪郁久或脏腑瘀滞，化生热毒。

庄国康教授认为，痤疮多因年轻人为阳盛之体，阳常有余，多伴热象，若进食使人发热之品或精神紧张，易使热毒袭于上部而发痤疮。并且指出，在痤疮疾病过程中，热象贯穿始终，随着热毒入侵，病情加重，热毒阻滞经络，生瘀，生痰，热痰瘀结而致囊肿结节。庄老将痤疮分为四个证型：肺胃蕴热证、热毒夹瘀证、脾虚湿热证、痰瘀互结证。

范瑞强教授认为，痤疮的根本原因是素体肾阳不足，肾之阴阳平衡失调，相火过旺，治宜滋肾泻火，清肺解毒，治以自拟消疮方。

近年有学者提出，痤疮的发病与肾气旺盛、阳气有余、心火炽盛、感风伤湿有关；也有学者提出相火旺盛说，认为相火旺则三焦之火上炎，营气壅遏，卫气郁滞，血结气聚于头面肌腠而成痤。

总结历代中医学者对本病的认识，认为该病的发生，涉及先天、后天两方面的因素。先天禀赋、父母体质的遗传尤为重要。每个人都会经历青春期，但发生痤疮的只是其中的一部分人，先天体质、禀赋在痤疮的发病乃至病情轻重程度上占主要位置。其中又可分为两种情况。①先天禀赋特殊，先天素体肾阳不足，肾之阴阳平衡失调，一旦到了青春期，肾气开始充盈，女子天癸至，男子相火旺，循经上蒸头面而致发病，此种情况较难控制。②因肺胃蕴热，熏蒸肌肤；或因过食辛辣油腻之品，以致体内生湿生热；或因肺热下移大肠，结于肠内，不能下达，反而上逆，阻于肌肤；或因忧思伤脾，水湿内停成痰，郁久化热，湿热痰邪凝滞肌肤；或因情志内伤，肝失疏泄，冲任失调；或因天癸相火太旺，而致痤疮反复不愈。总之，素体血热偏盛是发病的根本。饮食不节、外邪侵袭是发病的条件，血瘀痰结使病情复杂深重。

痤疮的病因可归纳为以下几个方面。

1. **血热偏盛**　青年或个别中年人，素体阳热偏盛者，营血日渐偏热，血热外壅，体表络脉充盈，气血瘀滞，因而发病。

2. **肺经郁热**　多由于热邪侵犯肺经，或嗜食辛辣油腻之品，滋生肺热，肺主表，外合皮毛，肺经郁热，肺卫失宣，皮毛郁闭，热毒内蕴，故致颜面、胸部起丘疹、脓疱或痛痒。

3. **肺胃积热（胃肠湿热）** 手太阴肺经起于中焦而上行过胸，足阳明胃经起于颜面而下行过胸，故肺胃积热，则循经上熏，血随热行，上壅于胸、面，故胸、面生粟疹且色红。偏嗜辛辣之品，助阳化热，或多食鱼腥、油腻、肥甘之品，或酗酒，均使中焦运化不周，化生火热，肺胃积热上壅，诱发或加重粉刺。手阳明大肠经合足阳明胃经均上行于面部，由于素体胃肠有热，或暑热侵犯胃肠，或饮食不节，过食辛辣、肥甘、厚味，使胃肠积热或湿热内蕴，循经上攻于面，郁聚于毛孔则发本病。痤疮患者中，有很大一部分伴有便秘，进一步证明了胃肠积热或湿热病机之存在。

4. **外感风热** 感受风热之邪可诱发或加重病情。本病初起与风热外袭有关，感受风热之邪可诱发或加重病情，因风、热均为阳邪，其性善动、炎上，故风热侵犯人体，多先犯于上部，引起局部皮肤气血郁闭，日久渐成痤疮。

5. **气血凝塞，毒热互结** 不洁尘埃或粉脂附着肌腠，使玄府不通，气血凝塞，冷水洗面，气血遇寒凉而郁塞，以致粟疹累累。粉刺日久，毒热之邪直接侵入，或热邪、湿热之邪郁久化毒，毒热之邪互结于粉刺部位，导致化脓，红肿热痛，即形成脓肿、囊肿型痤疮。

6. **血瘀痰结** 病情旷日持久不愈，气血瘀滞，经脉失畅，或肺胃积热，久蕴不解，化湿生痰，痰血瘀结，可致粟疹日渐扩大，或局部出现结节，累累相连。湿邪日久，凝而化痰，湿热或痰热郁久，阻滞气血运行不畅，瘀血内停，再与痰邪相结，痰瘀阻于局部，形成结节、瘢痕。

7. **肝郁化火**　有一部分女性患者，常在月经前后痤疮发作或加重，另有部分女性患者，伴有月经失调、痛经等疾病，说明痤疮与冲任失调有关。女性患者易生气、抑郁、烦躁、恼怒，以致肝郁化火，冲任失调，肝火夹冲任之血热上攻于颜面，火郁局部则为痤疮。

8. **阴虚不足**　阴虚不足，阳气亢盛，阴不制阳而产生阴虚火旺之证。阴虚不能滋养皮肤，引起皮肤抵抗力下降，易为外邪所伤。而临床常用的清热祛湿之品又极易耗伤津液，且病程日久反复发作，易致气虚毒恋，终致病情缠绵难以根治。

临床现已不仅仅局限于传统的风热、肺热和血热辨证分型模式，各医家在脏腑辨证的基础上，提出了从心、肝、脾、肺、肾论治，加之湿热、血瘀、气滞、痰结、热毒、阴虚、冲任失调等新观点、新理论。这些新观点、新理论不仅补充和完善了中医对痤疮病因病机的认识，并且发挥了中医辨证的特色，充实了辨证分型体系，对临床治疗有重要的指导意义。

# 三

# 陈彤云对痤疮的认识

陈彤云教授认为痤疮的发病与人体自身素质有关。易患痤疮之人，多为禀赋热盛，孕育胎儿时，父食五辛，母食辛辣等原因，致胎中蕴热，移热于胎儿。胎儿先天素体肾阴不足，冲任失调，天癸相火过旺，后天饮食不节，过食肥甘厚味，肺胃湿热，复感风邪而发病。

本病与遗传素质、饮食习惯、生活方式有关，是胃肠功能失调、内分泌紊乱及精神不畅等诸多因素共同作用的结果，病理产物主要有湿、热、痰、瘀等，与肺胃、肝脾诸经脉关系最为密切。患者由于素体阳热偏盛，肺经素多风热，或由于其人处于生机旺盛之时，血热日盛，热性炎上，壅于胸面，肺经风热与血热相搏，入于肺窍，肺合皮毛，致使皮肤局部发为鲜红粟疹；或由于其人素体脾虚，运化乏力，或饮食不节，过食肥甘炙煿，使脾胃蕴湿，日久生热，上蒸于肺，或大肠积热，不能下达，血热循表里经脉上行，壅于胸面而发病；或由于其人情志抑郁，气机失畅，木火刑金，致肺胃经之气血瘀滞肌肤而致面胸皮疹暗红，结聚难消。若其人更兼风热外袭，首先犯肺，与肺经热邪或肺胃湿热相搏，则皮疹更为泛发；若其人肺胃湿热蕴久，热邪炼湿成痰，加之肝郁不舒，气血瘀滞，痰湿，瘀血搏结肌肤，结聚不散，则皮疹加重，难以消退。冲为血海，任主胞胎，肾阴不足，肝失疏泄，冲任不调，血海不能按时满盈，以致月经不调，或在月经前后致痤疮皮损增多。

##  病因病机心得

痤疮虽多发于青春期，但临床上也常见有中年始发者，陈老认为，这与人到中年，适逢生活压力大、工作紧张、精神焦虑等造成内分泌紊乱有关。随着现代人们生活水平的提高，饮食中的肥甘厚味、腥热、香辛食物摄入增多，日久致火热从内而生。生活节奏快、工作压力大均会导致精神的紧张、压抑，按照中医五志皆可化火及火性炎上的理论，火热之邪为颜面炎症性皮肤病的主要致病邪气。嗜食辛辣肥甘厚味致湿热内蕴或大便不通利，腹气内结，肠中积热日久，上蒸于肺；抑或肝气不疏，郁久化热，侮脾犯胃致脾湿胃热，肝胆湿热日久，致气机瘀滞，湿热久蕴不解，炼湿成痰，进而造成痰湿瘀结，若复感风热邪气，阻滞经络，使经脉失畅，气血瘀滞，痰与血结，结聚不散，而成血瘀气滞痰结之证。

治痤疮当以清肝利胆、清脾胃湿热为先，中焦湿热得清，才能运化药物直达病所。用药时不能单纯清热凉血解毒，而需调气血、和阴阳、化湿浊。治疗同时告诫患者调整心态，适应环境，舒缓压力，保持积极乐观的生活态度，改变不良的生活方式与习惯，男性患者要注意规律生活，饮食有节制；

女性患者应重点调经血、化湿浊、散瘀滞。

总之，陈老认为，痤疮的主要病机为热毒、气滞、瘀血；病位在肝经、胃经、肺经、脾经；治疗当以清热解毒燥湿、活血化瘀并举，同时注意养阴理气。

## 辨证施治经验

陈老在临床中将痤疮分为八个证型，即肺经风热证、肺经血热证、脾虚湿蕴证、肠胃湿热证、肝郁气滞证、冲任不调证、痰湿蕴阻证和血瘀痰结证。其中，肺经风热证、肺经血热证的病位主要在肺，与风邪、热邪有关；脾虚内热证、肠胃湿热证的病位在脾、胃、肠，与湿邪、热邪有关；肝郁气滞证、冲任不调证的病位在肺、胃、肝和肾，与气、血有关；痰湿蕴阻证、血瘀痰结证的病位在肺、脾和胃，与湿邪、痰饮、血瘀有关。处方中的药物归经以入肝经、胃经和肺经为主，与陈老将痤疮主要定位于肝经、胃经、肺经的观点相对应。陈老认为，痤疮致病以先天禀赋血热之体及后天饮食不节致湿热阻滞中焦两个方面为根本，故治疗以清利肝胆、脾胃湿热为先，中焦湿热得清，才能运化药物直达病所。

### 1. 肺经风热证

临床表现 ｜ 颜面、胸背部散在或密集分布帽针头至粟米大小红色、淡红色丘疹，或顶有黑头，或可见小脓疱；额、鼻周、口周皮肤油腻，皮疹痒；可伴口干、咽干、微咳；舌质红、苔薄黄，脉浮数。

图见文前插页 ｜ 1 肺经风热型痤疮

**辨证思路** ｜ 陈老认为，温病学派中有"斑出阳明，疹出太阴"之说，痤疮初起为高出皮面的粟米粒大小丘疹，可按太阴肺经风热辨证治疗。《黄帝内经》曰："伤于风者，上先受之。"本型多由素体阳热偏盛或风热外袭。风热阳邪，其性善动炎上，肺居上焦，为娇脏，不耐寒热。故外感风邪犯肺，开阖失司，腠理郁闭，邪气不能外达，结聚于上焦之颜面、胸背肌肤而发为痤疮。此证多见于青春发育期之少男少女，常见于发病初期，皮损可散在分布于面部、背部，多集中在前额。

**治疗** ｜ 宜疏风宣肺清热，方用枇杷清肺饮加减。

**处方** ｜ 金银花、连翘、枇杷叶、桑白皮、知母、黄芩、生石膏、桑叶、野菊花、牛蒡子、生甘草等。皮损瘙痒属风热上攻，可加白鲜皮、菊花以疏风清热止痒；油脂多者可加生侧柏叶以凉血疏风；便秘者可加草决明、生大黄以通腹泻热。

## 2. 肺经血热证

**临床表现** ｜ 颜面、胸背部皮肤潮红，散在针头至粟米大小红色丘疹，或光亮，顶有黑头，可挤出黄白色粉渣，或见脓疱；颜面皮肤油腻，皮疹或有痒痛；可伴见口干、口渴，大便秘结，小便黄；舌质红，苔黄，脉数。

**辨证思路** ｜ 陈老认为，此证亦多见于青春发育期之少男、少女。由于素体阳热偏盛，或饮食不节，嗜食辛辣刺激性食物，辛入肺，肺与大肠相表里，大便干结导致腑气不通，蕴久化热，肠中积热，复上蒸于肺，火性炎上，气分热邪日久，深入营血。手太阴肺经起于中焦而上行过胸，体表络脉充盈，气血瘀滞，循经外发，因而发病。正如《外科启玄》曰："粉刺……总皆血热瘀滞不散。"《肘后备急方》则曰："年少气充，面生皰疮。"《医宗金鉴》云："此证由肺经血热而成，每发于面鼻，起碎疙瘩，形如黍屑，色赤肿痛，破出白粉汁，日久皆成白屑，形如黍米白屑。"故可见颜面、胸背密集鲜红色丘疹、脓疱。

**治疗** ｜ 宜清肺热、凉血解毒，方用连翘败毒丸加减。

**处方** ｜ 连翘、野菊花、黄芩、生栀子、决明子、百部、北豆根、赤芍、鱼腥草、牡丹皮、大青叶、地榆。方中连翘、野菊花清热疏风解毒；黄芩、百部、鱼腥草、北豆根皆入肺经清肺热；决明子清肠中积热，泻热通便。牡丹皮、大青叶、地榆、赤芍入血分，凉血清热。有脓疱者加蒲公英、紫花地丁清热解毒；口渴者加生石膏清热生津；大便干者加大黄泻热通便。

## 3. 脾虚湿蕴证

**临床表现** | 颜面、胸背部丘疹、丘疱疹、粉刺或脓疱，色淡红或与皮肤相同；头皮、面部油脂多；可见黑、白头粉刺，脓疱不易破溃，不疼不痒；口唇周围皮损多见。该证型病程长，多缠绵难愈。可伴有身困乏力，不思饮食，口淡无味，或胃脘不适，大便秘结或黏滞不爽；舌质淡红，舌体胖大，舌苔白腻或黄腻，脉濡数或滑数。

> 图见文前插页 ｜ 3 脾虚湿蕴型痤疮

**辨证思路** | 陈老认为，此证多因素体脾虚，或平素饮食不节，或忧思过度，或起居无常，而致脾失健运，水谷不得运化。聚而生湿，蕴而化热，上蒸颜面而成本病。

**治疗** | 治以益气健脾，利湿解毒。方用健脾除湿汤加减。

**处方** | 薏苡仁、枳壳、黄柏、侧柏叶、荷叶、佩兰、藿香、当归、川芎、丹参、焦山楂、焦麦芽、焦神曲。口淡无味，舌苔白厚腻，为湿浊中阻者，可加佩兰、砂仁、茯苓以宣上、畅中、渗下，分消走泄；大便秘结不通，属脾虚运化不利者，可加白术以健脾益气；大便黏滞不爽，属湿热阻滞胃肠，可加冬瓜皮清热利湿。

## 4. 胃肠湿热证

**临床表现** ｜ 颜面、胸背散在或泛发皮疹，皮损多为黑头粉刺、炎性丘疹或脓疱、囊肿，红肿疼痛，多发于口周；颜面油亮光滑；伴有口臭、便秘、尿黄；舌质红、苔黄腻，脉滑数。

图见文前插页 ｜ 4 胃肠湿热型痤疮

**辨证思路** ｜ 《黄帝内经》中有"高粱之变，足生大丁"的叙述，陈老认为，此型患者多喜食辛辣、鱼腥、肥甘油腻之品，或酗酒，使大肠积热，不能下达，上蒸肺胃，肺主皮毛，与大肠相表里。手太阴肺经起于中焦上行过胸，足阳明胃经起于颜面下行过胸，故肺胃炽热，火性炎上，循经上熏，血热随行，上壅于胸、面，故胸部、面部生粟疹且色红。

**治疗** ｜ 遵循吴鞠通"徒清热则湿不退，徒祛湿则热愈炽"治疗思路，行清热利湿解毒法。方选茵陈蒿汤、黄连解毒汤加减。

**处方** ｜ 茵陈、龙胆草、黄连、黄柏、大黄、连翘、虎杖、野菊花、丹参、当归、川芎。茵陈、龙胆草、黄连、黄柏清热利湿；连翘、虎杖、大黄清热解毒、散结消肿；当归、川芎、丹参活血化瘀。多食肉者，加焦山楂消化油腻、肉食积滞；喜食淀粉类食物者，可加麦芽、谷芽以消米面、薯蓣食滞；兼有腹胀、嗳气吞酸者，可加炒莱菔子以消食除胀、降气化痰；

兼有外感而见恶心欲呕者，可加焦神曲，消食和胃解表。

## 5. 肝郁气滞证

**临床表现** ｜ 颜面部散在丘疹、脓疱、结节，色红或暗红，多伴有疼痛，部分患者伴发黄褐斑，多因工作压力大、情绪紧张、劳累而发病，常于激动、心情紧张时颜面潮红；兼见失眠、易怒、胁肋胀痛；或伴月经不调，经前加重，经后减轻，或月经量少；舌红或暗红，苔黄，脉或弦或数或滑。

图见文前插页 ｜ 5 肝郁气滞型痤疮

**辨证思路** ｜ 陈老认为，痤疮的发生发展，与肝密切相关，此型好发于青年女性。多因平素情志不遂，忧思恼怒伤肝，肝失疏泄，气滞日久化火，血行不畅，阴不制阳，火毒郁于颜面而发痤疮。女子以血为本，肝体阴而用阳，月经前，阴血下注血海，全身阴血相对不足，以致肝失血养，气血运行乏力。肝气易郁为患，郁久化热，肝火上炎面部，而成肝火上炎之象。女性患者多表现为每次月经来潮前痤疮症状加重。

**治疗** ｜ 宜疏肝解郁，以丹栀逍遥散加减。

**处方** ｜ 柴胡、白芍、当归、白术、茯苓、甘草、薄荷、香附、丹参。方中柴胡疏肝解郁；白芍、当归养血和血，柔肝缓急，养肝体而助肝用；丹参凉血、活血；白术、茯苓、甘草健脾益气，非但能实土抑木，且能使营血生化有源；薄荷、香附疏散郁遏之气。若兼气滞血瘀而成者，可加玫瑰花、月季花、红花疏肝解郁，活血止痛；肝郁日久化热，火盛者，加虎杖、白花蛇舌草清热解毒，活血化瘀；月经前乳房胀痛明显者，加延胡索、川楝子、王不留行以行气止痛；月经前加重或月经不调者，加郁金、益母草活血理气；大便秘结者，加大黄泻热通便；口干、口臭者，加石膏、知母泻胃热。《黄帝内经》曰："诸痛痒疮，皆属于心"，伴有心火盛而见口疮、舌尖红、小便黄者，加灯心草、竹叶、黄连清心泻火。

## 6. 冲任不调证

**临床表现** ｜ 此证多见于中年女性患者。颜面皮疹坚实、色红或暗，久治难愈；或兼面色晦暗、皮肤粗糙、毛孔粗大、油脂泛溢，或痛或痒；伴见头晕乏力，腰膝酸软；舌淡、苔白腻，脉沉。

图见文前插页 ｜ 6 冲任不调型痤疮

**辨证思路** ｜ 陈老认为，痤疮的发病除与肺胃血热有关外，亦与素体肾阴不足有关。先天肾水不足，不能上滋于肺，可致肺阴不足；另外，肾阴不足，肝失疏泄，也会使女子冲任不调。天癸相火过旺为发病之本，肺胃血热为发病之标。月经前阴血下聚于胞宫，阳热虚火浮越于上，而致月经前痤疮皮损增多、加重，总由肾阴不足、阴不制阳、虚火内生而成。

**治疗** | 宜滋肾阴，泻相火，调理冲任，用六味地黄汤合二至丸加减。

**处方** | 女贞子、墨旱莲、柴胡、丹参、熟地黄、山药、山茱萸、茯苓、泽泻、牡丹皮。方中女贞子甘苦清凉，滋肾养肝，墨旱莲甘酸微寒，养阴凉血，两药共同起到滋阴清肝的作用，是为君药；熟地黄、山药、山茱萸、茯苓、泽泻、牡丹皮（六味地黄丸）补肾阴；柴胡、丹参疏肝、清热、凉血。诸药合用，共同起到滋阴清肝、凉血解毒、调理冲任之功效。月经不调或经前皮疹加剧者，加当归、红花、益母草活血养血；皮脂溢出多者加侧柏叶、山楂利湿化痰。

## 7. 痰湿蕴阻证

**临床表现** | 此证男性多见。皮疹以囊肿为主，表现为颜面、下颌部皮疹反复发作，经久不消，渐成为黄豆至蚕豆大小肿物，肿硬疼痛，或按之如囊，日久融合，结成囊肿；伴头皮、颜面部油脂多；可伴纳呆、便溏；舌质淡胖、苔滑腻，脉濡或滑。

图见文前插页 | 7 痰湿蕴阻型痤疮

**辨证思路** | 陈老认为，囊肿为痰瘀结聚之象，本型多由脾虚湿蕴证发展而来。由于脾虚失运，聚而成湿，久而酿湿成痰，痰湿互结，阻滞经络；或肝胆湿热日久，湿热久蕴不解，

水液运化失常，炼液成痰，进而结成痰湿蕴结，凝滞于颜面，产生囊肿结节。

**治疗** ｜ 宜祛湿化痰软坚，方用海藻玉壶汤加减。

**处方** ｜ 青皮、陈皮、半夏、浙贝母、昆布、海藻、当归、川芎、连翘、甘草。其中，青皮、陈皮、半夏、浙贝母消痰；昆布、海藻软坚；连翘散结；甘草解毒兼反佐。陈老治疗此证型多加桃仁、皂角刺、夏枯草以活血化痰，祛痰散结。皮脂溢出多者加芡实、荷叶、侧柏叶等以祛湿收涩；大便干结者，加枳实化痰消积，瓜蒌清热化痰，润肠通便。

## 8. 血瘀痰结证

**临床表现** ｜ 本证以男性患者多见，多见于病程长、反复发作的患者。皮损以面部、胸背部红色、暗红色丘疹、脓疱、囊肿、结节、瘢痕为主；油脂分泌多，皮疹红肿、疼痛，根底部坚硬；面部毛孔粗大；舌质红、苔黄，或见舌底络脉增粗，脉弦或滑或涩。

图见文前插页 ｜ 8 血瘀痰结型痤疮

**辨证思路** ｜ 多为血热久瘀，痰湿交结，经络瘀阻所致。陈老认为，本型患者平素阳热偏盛，复因饮食不节，嗜食肥甘；或情志不调，致肝郁克脾，均可致脾虚湿蕴，湿邪蕴结成痰，痰湿相裹，阻滞气血经络，凝血成瘀，痰瘀互结，凝滞肌肤而成。

肺与大肠相表里，饮食不节，过食膏粱厚味，大肠积热，上蒸肺胃而致肺胃血热，肺胃血热日久，煎熬津液成痰，痰阻气血运行为瘀，故致痰瘀为患。皮损以双颊、下颌部暗红囊肿、结节为主，质韧或硬，有或无压痛，多病程较长。血瘀痰结致皮损暗红、质硬、疼痛。

**治疗** ｜ 宜清热解毒消痰，活血化痰软坚，方用桃红四物汤加减。

**处方** ｜ 金银花、茵陈、连翘、夏枯草、海藻、昆布、桃仁、红花、当归、丹参、益母草。陈老治疗此型多加鬼箭羽、三棱、莪术以软坚散结、解毒。结节暗红，质硬伴舌下络脉青紫者为瘀阻较重，可加水蛭等以活血散瘀，或可加服大黄䗪虫丸以活血软坚。

## 八型辨证的原则性与灵活性

陈老虽将痤疮分为以上八型治疗，但临证时常因人、因时而灵活用药，不拘泥一方、一证，按个体症状表现及四诊资料综合分析后处方用药，体现了中医整体观和辨证论治的原则。陈老治疗痤疮时还多应用辨体质、辨皮损、辨兼证等多种辨证方法。

**1. 辨体质** 人体不仅存在着形态结构上的不同，在心理上也存在差异，这种差异必然影响疾病的发生、发展。《黄帝内经》中已有关于体质的记载。元代朱丹溪《格致余论》中进一步将体质与疾病联系在了一起，提出了"肥人多痰，瘦人多火"的著名观点。临床上，辨体质也可以很好地用于指导疾病的治疗。中医理论认为，辨体质应首先注意辨体质的阴阳之别，强弱之分，偏寒偏热之异。用药也应因人制宜。痤疮的辨证也与体质有关。青春发育期之少男、少女多素体阳热偏盛，复因饮食不节，又感风热之邪，多属肺经风热证或肺经血热证。平素脾虚之人，多表现为面色白、倦怠乏力，多属脾虚湿蕴证。平素嗜食肥甘厚味，加之吸烟、饮酒者，多体质壮硕，面部油腻光亮，多属胃肠湿热证或痰湿蕴阻证。中青年女性可因情志不舒或工作紧张发病，多属为肝郁气滞证或冲任不调证。部分男性患者由于病程长，反复发作，导致煎熬津液成痰，痰阻气血运行为瘀，终致血瘀痰结。

2. **辨皮损** 皮损辨证是皮肤病治疗的基础。陈老认为，痤疮临床皮损可表现为面部和胸背部的白头粉刺、黑头粉刺、炎性斑疹、丘疹、脓疱、结节、囊肿、瘢痕，伴有不同程度的皮脂溢出。痤疮发病之初可见皮脂溢出，皮肤油腻光亮，出现白头粉刺、黑头粉刺；后可见炎性斑疹、丘疹、脓疱、结节、囊肿及瘢痕多种皮损表现。陈老认为，痤疮的病位主要在肺（大肠）、脾（胃）、肝、肾，病邪为湿、热、毒、瘀。依皮损辨证，白头粉刺辨为脾虚、寒凝或湿邪阻滞；油脂多辨为湿热内蕴、脾胃湿热或肠胃湿热；面部潮红、炎性丘疹辨为血热或风热为病；结节辨为气滞血瘀；脓疱辨为湿热瘀滞，腐肉成脓或者血热染毒。丘疹色暗为气血失和、外受毒邪；结节坚实为痰湿、湿毒蕴结；囊肿为湿邪留滞或瘀血互结。

染毒则有脓液，为毒邪凝聚，治宜解毒透脓软坚；脓毒相连，根脚坚硬，久不溃脓为正虚邪毒，治宜扶正托毒，透脓散结；瘢痕高起为局部气血瘀滞，凝结于肌肤，治宜活血理气，化瘀软坚；瘢痕萎缩为局部气血不畅，肌肤失养，治宜中和气血；疾病后期的炎性红斑是余热未清，气滞血瘀。

3. 辨兼证　本病常与患者的胃肠功能、精神情志及女性的月经情况相关，因此，对于兼夹证的辨识，陈老亦非常重视。陈老认为，口干为内热伤阴；口苦为肝胆湿热；大便干结或为胃肠积热，或为脾虚运化无力，或为津伤化燥；便溏为脾虚湿盛；大便黏滞不爽，排便时肛门灼热，为肠胃湿热下注；月经提前或为血热妄行、或为脾虚统摄无力；经前皮损加重，伴乳房胀痛，为肝郁气滞；月经量少，经期后错，伴心悸、失眠，为营血虚滞；白带量多、清稀，为脾虚肝郁；湿浊带下、色黄有异味，为湿热下注。

此外，陈老亦有辨舌脉、辨脏腑、辨年龄等辨证内容作为诊治参考。

西医学认为，痤疮是毛囊皮脂腺的慢性炎症，是一种多因素疾病，目前，其发病机制尚未完全阐明，但多数学者认为其发病与雄激素、皮脂腺大量分泌、微生物感染、毛囊皮脂腺导管的角化异常及炎症反应等多种因素相关。

—

# 雄激素

雄激素是含有 19 个碳原子的一类类固醇激素，主要由睾丸的间质细胞分泌，主要包括睾酮（T）、脱氢表雄酮（DHEA）、睾酮的前体雄烯二酮（AD）和雄酮等几种。雄激素中最重要的是睾酮。睾酮在皮肤中经 5-α 还原酶作用可转化为活性更强的双氢睾酮，它与皮脂腺细胞内的特异性激素受体结合，从而调控皮脂腺的增生、分化与皮脂分泌。

1. **脱氢表雄酮** 是人体激素合成的重要前体物质，主要经由促肾上腺皮质激素（ACTH）刺激肾上腺皮质并由网状带分泌。与性腺不同，肾上腺皮质可终身合成雄激素，而不仅仅是在性腺发育以后。特别对于女性来说，肾上腺所分泌的雄激素是体内雄激素来源的基础，在女性的一生中都发挥作用。DHEA 是人体血液循环中含量最多的类固醇激素，在周围组织可转化为雌激素、雄激素等其他激素而发挥间接生物学作用，它可以调节人体内 1 000 多种激素中的 800 余种，尤其对合理控制雄激素和雌激素的平衡起到至关重要的作用。除来源于肾上腺皮质外，皮肤自身的皮脂腺细胞也可以经由一系列反应合成 DHEA。DHEA 在血液中主要以 DHEA 硫化物的形式——硫酸脱氢表雄酮（DHEA-s）存在，DHEA-s 在血液中的浓度等于 DHEA 的 300~500 倍，是其他肾上腺激素的 20 倍，由于 DHEA-s 在血浆中含量较高，且具有较长的半衰期，因此，与 DHEA 相比，DHEA-s 昼夜波动较小。DHEA-s 不但可经由一系列反应生成睾酮，其本身也具有弱雄激素的作用。

2. **性激素结合球蛋白** 又称为睾酮-雌二醇结合球蛋白，是存在于血浆中与性激素亲和力很高的一种蛋白质。性激素结合球蛋白（SHBG）在血液中主要起到调节性激素生物活性、转运性激素、降低性激素代谢清除速率及将性激素运输到靶组织的作用。比如，血浆中仅有约 2% 的睾酮以游离形式存在（具有生物活性），其余大部分的睾酮与血浆蛋白结合，其中约 65% 的睾酮与血浆中的 SHBG 结合，而余下的约 33% 则与血浆白蛋白或其他血浆蛋白结合。因此，SHBG 的浓度是外周性激素生物活性的主要影响因素，SHBG 与性激素结合可以起到调节外周循环性激素活性的作用，可作为反映性激素（特别是雄激素）活性的指标。当 SHBG 浓度下降时，具有生物活性的睾酮则相对增多。

3. 5α-还原酶　是依赖还原型辅酶 II 的一种膜蛋白酶，其功能为催化睾酮转化为双氢睾酮（DHT），当 DHT 在前列腺和皮肤内积累到高水平后会引起许多病理变化，如良性前列腺增生症、痤疮、男性秃发、女性多毛等。目前已知人的 5α-还原酶有 I 型和 II 型两种同工酶，I 型主要分布于皮肤，II 型主要分布于前列腺。5α-还原酶是非常重要的雄激素代谢酶，在雄激素的代谢中起至关重要的作用。在皮脂腺细胞中，雄激素在其作用下可以转化为活性更强的 DHT，从而与雄激素受体结合促进皮脂腺分泌。皮脂腺内 5α-还原酶活性增加可导致 DHT 的合成增加，从而导致靶器官对雄激素敏感性增加。相关研究报道，人体面部和头部皮肤（易患痤疮处）的皮脂腺所含的 5α-还原酶的活性高于其他部位，表明痤疮的发生可能与皮肤局部皮脂腺内 5α-还原酶的活性增强有关，这也是痤疮好发于头面部的原因。

4. 雄激素受体　雄激素受体的增多也是导致皮脂分泌增多的原因之一。雄激素受体是一种由一条肽链组成的配体依赖性转录蛋白，一般由四个结构域组成：N 端转录激活区、DNA 结合域、铰链区及配体结合域。雄激素可由扩散的方式进入任何组织，但是只有进入具有雄激素受体的组织中才能行使其生物学活性。皮肤是雄激素重要的靶器官，皮肤中许多细胞（尤其是皮脂腺细胞）均有高水平的雄激素受体表达，并随着细胞分化而增强。雄激素受体与雄激素结合后，通过与核中待定 DNA 序列中雄激素的激素应答元件结合而调节靶基因的表达，最终刺激皮脂腺增生和促进皮脂的分泌。

总之，性腺及肾上腺分泌的雄激素前体脱氢表雄酮在 $3\beta$-羟基类固醇脱氢酶的作用下转化为雄烯二酮，接着雄烯二酮在 $17\beta$- 羟基类固醇脱氢酶的作用下转化为睾酮。其中具有生物活性的游离睾酮在 $5\alpha$- 还原酶的作用下不可逆地转化为 $5\alpha$- 双氢睾酮。双氢睾酮是最强的活性雄激素，它可与皮脂腺细胞内的雄激素受体结合，形成稳定复合物，进入细胞核与 DNA 结合，从而触发特定基因转录，导致某些调节因子的生物合成及释放，从而刺激皮脂腺细胞的增生和分泌，同时，通过促进皮肤细胞内核蛋白的合成，并激活可提供合成相关脂类所需能量的糖酵解通路，刺激皮脂腺细胞周期的加快及脂类合成。上述雄激素在皮肤代谢途径中的每一步均可能是导致痤疮发生与加重的原因。

# 毛囊皮脂腺导管角化异常

　　痤疮患者的角质细胞过度增殖，引起皮脂腺导管上皮细胞不断增厚，管径变小，通透度减弱，最终导致毛囊皮脂腺导管急性闭塞，毛囊隆起，引起粉刺。

# 毛囊内微生物感染

　　痤疮丙酸杆菌、糠秕马拉色菌、表皮葡萄球菌等均为毛囊皮脂腺单位中正常寄生菌。早期的痤疮并无感染，微生物尤其是痤疮丙酸杆菌的感染通常发生于皮脂大量分泌和排出障碍后。痤疮丙酸杆菌是寄生于皮肤与黏膜上的一种革兰氏阳性厌氧菌，多存在于头面部、胸部、背部等皮脂腺丰富的部位，其在厌氧环境可被分离出来，近中性环境中生长最快，在 pH≤5 和 pH≥8 的环境中受到抑制。毛囊皮脂腺导管的过度角化所导致的导管口径变小、狭窄或阻塞正好有利于痤疮丙酸杆菌的繁殖。皮脂可为毛囊内正常寄生菌的生长提供物质基础，寄生菌在皮脂中大量繁殖，释放多种酶，其中有生物活性的酶包括酯酶、蛋白酶、透明质酸酶等，这些酶可以分解皮脂中甘油三酯，产生游离脂肪酸。游离的脂肪酸可刺激毛囊壁引起炎症，同时引起毛囊皮脂腺导管增生及过度角化，导致皮脂腺分泌物排泄不畅。游离脂肪酸和一些低分子量多肽可趋化炎症细胞，炎症细胞产生水解酶，可使毛囊壁损伤，发生皲裂，毛囊壁上脱落的上皮细胞溢入真皮会进一步加重炎症反应，使痤疮恶化。

近年来抗生素的滥用使痤疮出现顽固难治的趋势，国内有研究发现，痤疮患者面部菌群中耐甲氧西林金黄色葡萄球菌的分离率最高，该菌除对所有与甲氧西林相同结构的 β- 内酰胺类抗生素产生耐药外，还对氨基糖苷类及大环内酯类等常见类型抗生素产生不同程度的耐药。

## 四

# 炎症反应与免疫应答

既往认为，痤疮主要分为非炎性痤疮（粉刺）和炎性痤疮（丘疹、脓疱、结节及囊肿）两类，非炎性痤疮是由于皮脂分泌过多，毛囊口角化过度导致，而炎性痤疮则是细菌感染的结果。但近年来越来越多的研究认为，在粉刺的形成过程中就已经有炎症反应的存在，而且炎症反应贯穿痤疮的整个疾病周期，包括炎性皮损的形成及其后炎症后色素沉着及瘢痕的形成。痤疮丙酸杆菌尽管是皮肤表面的正常寄生菌群，但也会诱导炎症反应，炎性细胞又可以释放低分子量的趋化因子，吸引淋巴细胞、中性粒细胞及巨噬细胞等炎症细胞在局部的聚集。大量聚集的炎症细胞释放炎症介质、蛋白酶和细胞因子等，导致局部炎症反应的形成。在各种炎性介质和致病因子的作用下，粉刺壁破裂，粉刺内容物通过微小裂隙进入真皮引起毛囊周围炎，形成炎性丘疹或脓疱，炎症进一步扩大，波及真皮结缔组织，引起炎性肉芽肿形成结节，痤疮重症患者愈合后会留有瘢痕。此外，痤疮丙酸杆菌可生成脂肪酶，促进皮脂中游离脂肪酸的生成，游离脂肪酸也参与炎症反应；各种细菌也可释放如透明质酸酶、蛋白酶等酶类，它们亦可加重炎症反应。

尽管痤疮丙酸杆菌诱导的炎症反应一直以来被认为是导致痤疮皮损发生的主要原因，但近年来的相关研究发现，炎症早期皮损以真皮浅层、毛囊及皮脂腺周围 T 淋巴细胞浸润为主，故认为，细胞免疫可能参与了痤疮的整个发病过程。痤疮丙酸杆菌在毛囊内定植后，机体的免疫细胞（如角质形成细胞、单核细胞等）可能通过其模式识别受体（TLR、NOD 等）对痤疮丙酸杆菌表面的病原分子模式（PAMP）识别，并激活多种信号途径，诱导一系列天然及获得性免疫应答抵抗其侵入，释放多种促炎因子（IL-1、IL-8、TNF-α 等）、抗微生物肽，以及趋化多种免疫细胞（中性粒细胞、淋巴细胞、巨噬细胞）聚集于局部，杀灭痤疮丙酸杆菌，导致受累毛囊发生炎症。

## 五

# 环境因素

近几年我国大部分地区的雾霾日趋严重，雾霾中 $PM_{2.5}$ 的主要附着成分包括芳香烃类化合物（苯并芘）、有机污染物（二噁英及重金属），均可导致职业性痤疮的发生。职业性痤疮以非炎症性的粉刺和囊肿为主要临床表现，通过接触污染物如二噁英或其他氯化烃类化合物，并经系统吸收后引起的一种痤疮样皮肤病。

## 六

# 遗传因素

遗传因素是构成痤疮发病易感性的重要因素之一，但遗传易感因子本身不足以使痤疮发病。

# 七

# 其他因素

　　摄入过多的糖类、油脂类以及辛辣刺激的食物；胃肠功能紊乱，如便秘等；神经、精神因素，如紧张、焦虑、睡眠不佳等；服用某些药物如碘化物、溴化物、卤化物、肾上腺皮质激素、苯妥英钠、异烟肼等；使用某些化妆品，如粉饼、油脂类护肤乳膏等；体内某些微量元素（如锌）缺乏；湿热环境等均可使皮脂的分泌显著增加，促使痤疮发生或加剧。

# 第三章 痤疮的"罪魁祸首"

什么会成为痤疮发生的"罪魁祸首"？这个问题与痤疮发生的机制（也就是病因、病机）相关。痤疮是一种发生在毛囊皮脂腺的慢性炎症，发病是多因素协同而导致的，主要与雄激素、皮脂腺和毛囊内的微生物密切相关，次要诱因还有很多，如遗传因素、饮食问题、胃肠功能紊乱、神经精神因素、某些药物（碘化物、溴化物，卤化物，肾上腺皮质激素、苯妥英钠、异烟肼等）的使用、化妆品使用不当、体内微量元素（如锌）缺乏及湿热环境等。

# 父母遗传的体质、皮肤性质

这个问题是最根本的，每个人的体质都受父母体质遗传影响，皮肤性质也包含在其中。人都会经历青春期，但发生痤疮的只是其中的部分人，先天遗传的体质因素在痤疮的发病中，乃至病情轻重程度上都占主要位置。痤疮患者先天禀赋的皮肤性质特殊：受父母体质、皮肤性质决定，患者素体肾阴不足，肾之阴阳平衡失调，一旦到了青春期，肾气开始充盈，女子天癸至，男子相火旺，循经上蒸头面而致发病，此种痤疮病情较难控制。

二

# 青春发育期激素水平的作祟

大多数人在青春发育期会或多或少起几个痘痘（即痤疮），医学研究发现，痘痘的出现与身体内激素内分泌水平相关，尤其是雄激素的分泌。痤疮是毛囊皮脂腺的一种慢性炎症，被认为是一种与多因素相关的疾病，目前为止，其具体发病机制尚未完全清楚，多数学者认为，该病的发生主要与雄激素、皮脂腺和毛囊内微生物密切相关。青春发育期雄激素分泌增加，皮脂腺合成和排泄增多，造成毛孔堵塞，同时毛囊漏斗部角化增殖，皮脂淤积形成脂栓，也就是粉刺。毛囊内存在的痤疮丙酸杆菌等寄生菌分解皮脂，产生的游离脂肪酸又会刺激局部产生炎症，使毛囊壁损伤、破裂，粉刺内容物移入真皮，引起炎性丘疹或脓疱、结节、囊肿等症状的出现。

三

# 洗脸方法以及清洁产品的选择不恰当

痤疮发生后，面部清洁十分重要。清洁不到位，痤疮患者的面部易造成皮脂或污垢阻塞毛孔，进而细菌更易繁殖，因此就会使病情加重。有些人不敢洗，有些人洗得过多，这些都不可取，正确的方法是根据面部出油多少，决定清洁频率。一般每日洗 2~3 次，以温水、硼酸皂或硫黄皂清洗患处以及面部油脂分泌多的部位，重点部位是前额、鼻翼两侧、下颏部等皮脂腺分布密集、油脂溢出多的部位。需要注意一点，清洁时不可用手挤捏粉刺，对于非炎症性、闭合性的粉刺可以在专业人员清洁、消毒后，使用痤疮针压出。

清洁产品的选择要根据皮肤的具体状况决定，发生痤疮的患者大多是油性皮肤，正常情况下可以选择去油或水油平衡的产品，如果皮肤敏感，在剂型方面要注意选择乳液性质，可选择免洗的清洁产品，不要使用泡沫的，泡沫的大多清洁去污能力强，相对刺激性也更强。在产品酸碱度方面，选择弱酸性较好，碱性强的清洁力虽更好，但是洗后皮肤干燥，易造成水油不平衡而使油脂代偿性分泌增加。众所周知，硫黄皂去油力强，但是，即便是在温度、湿度大，油脂分泌旺盛的夏季，天天使用还是会引起皮肤干燥缺水的状况，因此，使用一定要适度。在清洁产品成分的选择上，如果闭合性粉刺较多时，可以选择成分中含有水杨酸或维 A 醛的产品，这两种成分可以在一定程度上促进角栓溶解，起到清除粉刺的作用，但须注意，这类产品会有些刺激性，皮肤薄或敏感者慎用。

四

# 护肤品、彩妆使用的不合理

面部护肤品的正确选择、使用，对于防治痤疮十分重要，一旦使用不当或清洁不到位，就会堵塞毛孔，造成或加重痤疮。

首先，要注意补水保湿，发生痤疮的皮肤大多有油脂分泌过多的情况，清洁产品多有去油之功，但是要知道，在去油的同时，水分也会丢失。因此，清洁之后的补水十分重要，水分补充不及时，会使油脂代偿性分泌增多，从而出现越洗越油的情况。不要以为，脸上油多，洗后就不用涂抹护肤品了，皮肤所含的水分、油脂缺一不可。

皮肤补水之后还要注意基础护肤，就是保湿，宜选择油少水多的"水包油"型乳液、啫喱、霜膏剂型，使皮肤通透，减轻皮肤负担。

面部化妆品的使用也会直接影响痤疮的形成，如粉饼、油脂类护肤乳膏、彩妆等可诱生粉刺（闭合性粉刺）。治疗期间，不要用油性化妆品及含有粉质的化妆品，如粉底霜、遮瑕膏等，以免堵塞毛孔，使病情加重。

这里还要强调，有部分患者因为化妆品使用不当，而引发"化妆品痤疮"，这是青春期后痤疮的重要发病原因之一。化妆品内的不饱和脂肪酸、香料以及皮肤清洁消毒剂中的抑菌物质均含有致粉刺作用的物质，它可以刺激皮脂腺导管内皮角化增生。化妆品也可引起毛囊开口处发生机械性堵塞，使皮脂排泄不畅、淤滞而形成粉刺、炎性丘疹等一系列痤疮表现。这类疾病好发于成年妇女，她们在青春发育期间有痤疮史，用化妆品后再次出现痤疮，或使痤疮加重，当停用化妆品后痤疮病情可以减轻、缓解。

# 五

# 饮食方面不注意

在饮食上一是要注意饮食结构的均衡，二是要注意饮食禁忌。

结构均衡是指日常摄入的食物方面，要注意参考中国居民平衡膳食宝塔（2016），即精细主食、蔬菜、水果、肉、蛋、奶制品、坚果、粗粮等的结构配比，不可过于偏食。因为"食有五味，各有归经"，饮食可影响和调节脏腑、气血、阴阳。在这里需要强调的是，饮食不当不是痤疮发病的直接因素，但却是病情反复、迁延不愈的常见原因。

饮食禁忌，就是人们常说的"忌口"。对于痤疮患者，过多摄入糖类、油脂类以及辛辣刺激的食物，会改变面部皮脂腺分泌的脂类成分，并使皮脂分泌量显著增加，因此提出"四忌"，建议多食蔬菜、水果，多饮水。

**1. 忌食高脂、油炸类食物**　中医古籍《黄帝内经》曰："肥者令人内热，甘者令人中满……"。中医学认为，过食肥甘厚味可引起肺、胃湿热熏蒸而郁滞肌肤，发为痤疮。高脂、油炸类食物能产生大量热能，并促进皮脂腺分泌，使油脂分泌旺盛。因此，必须忌食黄油、奶酪、红烧肉等高热量食物。

**2. 忌食辛辣、腥发之品**　此类食物性燥热，食后可助热，过食无异于火上加油。肉类食物中的性热之品十分常见，如牛肉、羊肉等。而辣椒、生姜、大蒜及酒精类饮品更易使机体内热壅积，导致病情加重。

**3. 忌高糖类食物**　人体食入高糖食品后，机体新陈代谢旺盛，皮脂腺分泌增多，从而使痤疮接连出现。常见的高糖类食物包括巧克力、冰激凌、碳酸饮料等。

**4. 忌服大辛大热补品**　有些补药属于温热助阳之品，易使人内热加重，诱发或加重痤疮，正值青春期发育的青少年当尤为注意。

# 六

# 地域、季节、气候的影响

有些患者的皮肤受地域影响明显，从一个城市到另外一个城市后，皮肤会出现一系列不适应，包括痤疮的发生，其中，相关的原因是多方面的，环境变换会让人精神紧张，导致体内激素水平波动，从而引起一连串的反应，痤疮的发生就是其中的一个表现，此时，注意放松心情，规律作息，调整心态，大多数时候是可以自然调节过来的。

不同地区特殊的气候条件，如潮湿、高温的环境，会引起皮肤状态的改变，干扰正常水分、油脂分泌调节，引起痤疮的加重。因此，建议根据所处地区的气候条件适时调整所使用的清洁、护肤产品，以改善皮肤状态，减少痤疮的发生。

季节方面，夏季对皮肤的影响最为明显。炎热的夏季，气温高，空气湿度大，皮脂腺分泌旺盛。即便是干性皮肤的人，处于夏季或炎热地区时，都会自觉出油多，何况是油性皮肤的人群，要注意及时清洁，适度补水，还需要注意面部防晒，汗出过多时要及时擦拭，以免高温、汗液对皮损造成刺激。

## 七

# 生活习惯方面的疏忽

现代人生活压力大、节奏快，或三餐不按时、饥一顿饱一顿、吃饭过快，或睡眠不规律、睡眠不充足等都是预防痤疮的大敌。

饮食的规律性对于脾胃功能的保护尤为重要，中医强调胃气，得胃气则强，脾胃是人体的"后天之本"，是人体汲取水谷精微的重要脏器。脾胃功能正常，人体才能及时摄取每日所需营养、排出糟粕。因此，三餐按时摄入，保持饮食结构均衡，才能保证人体功能正常运转，各项生理功能正常；同时要细嚼慢咽，不至于摄入过多，若造成胃肠负担加重，就会使人体出现"上火"的表现。尤其对一些年轻女性，一味节食，不规律饮食，可造成激素水平失衡、月经紊乱，直接导致痤疮的暴发。

中医重视"子午觉"，所谓"子午觉"是指一天当中子、午时间段的睡眠。中医古籍《黄帝内经》有云："阳气尽则卧，阴气尽则寐"。子时是指 23：00—01：00，此时阴气最盛，阳气衰弱；午时是指 11：00—13：00，此时阳气最盛，阴气衰弱。从中医学的角度说，子时和午时都是阴阳交替之时，也是人体经气"合阴"及"合阳"的时候，在这两个时间段熟睡对人身体有诸多益处。繁忙时不注意按时入睡，休息时夜生活过多，错过睡子午觉的最佳时机，长此以往，必然会让人处于亚健康状态，眼圈发黑、面色晦暗、痤疮等问题接踵而来。

八

# 大便不规律

许多长痤疮的人，都会有大便不规律的情况。从中医学角度分析，面部粉刺的形成与肺经风热有关，也就是说，与中医学脏腑辨证体系中的肺相关，中医学的脏腑理论认为，肺与大肠相表里，肺的功能失调，会影响肠道功能，反之，肠道糟粕不能及时排出，也会导致肺脏受累，出现热毒壅滞的情况。因此，大便不通畅，会促进痤疮的生成。

要养成定期排便的习惯，注意日常饮食结构的均衡，多吃粗粮和粗纤维含量丰富的蔬菜、水果，多饮水，适当运动，促进肠道蠕动。

# 九

# 情绪波动的影响

痤疮患者多为年轻人，处于青春期，情绪不稳定，烦躁易怒会使病情加重，并使治疗疗程延长。神经、精神因素对痤疮的影响十分明显，许多学生族，一到考试季就出现痤疮加重的情况。这是因为，考试前学习压力大，引起情绪紧张、焦虑以及睡眠不足，造成肝气不疏，气郁化火，火热上炎，使本病加重。现代研究认为，精神紧张会对机体的内分泌产生不良影响，如焦虑可抑制睾酮、雌激素的分泌，进而引起内分泌失调，增加痤疮发病的可能。

因此，工作注意劳逸结合，避免长期精神紧张，保证每天 8 小时的睡眠，放松面部肌肉，保持良好的生活习惯，树立战胜疾病的信心，树立积极、正确的治疗态度，及早治疗，才能预后良好。

十

# 出现问题后的不当处理

　　有些人长了痤疮，自行处理不当，使病情加重。如擅自使用外用药物，尤其是乱用类固醇皮质激素类药物后，还会引发其他的症状，甚至破坏皮肤的屏障功能，使皮肤状态渐渐敏感、脆弱，可能导致接受正规治疗时，反而不能耐受治疗用药的情况。大多数病情轻者仅需在面部清洁、饮食结构的调控以及生活规律上加以注意，就可以改善症状，消除痤疮。

# 第四章

## 贴心医生
## 来支招

# 身体检查和内服西药

**？** 解答 1
我去皮肤科看痘痘（痤疮），大夫为什么还让我检查妇科

　　女性痤疮的发病与体内激素水平、内分泌失调相关，而激素水平与内分泌失调在女性中又常常表现为月经方面的问题，也就是说，女性痤疮与月经相关性大。同时，痤疮也可能是潜在妇科疾病的表现之一，妇科疾病中较为常见的就是多囊卵巢综合征，这是一种生殖功能障碍与代谢异常并存的内分泌紊乱综合征，其主要临床表现包括月经失调、不孕、多毛、痤疮、肥胖及黑棘皮病等，月经不调是其最主要的症状，而临床上大约 1/3 的月经不调患者可伴有油脂性皮肤及痤疮发生。随着生活质量的提高，人们对自身形象愈加重视，多囊卵巢综合征患者日常生活中最苦恼且最关注的问题就是久治不愈的痤疮。甚至有些女性对于痤疮的关注程度要远高于其对月经不调及其他内分泌情况改变引起的问题。

　　所以临床上大多数妇科疾病患者首诊的科室是皮肤科，而

在诊断上，对于那些发病较早、病程长、反复发作的痤疮患者，尤其是多种常规治疗方法无效或者发病较晚的女性，我们就要考虑是否伴有多囊卵巢综合征等与妇科内分泌紊乱相关的一些因素存在，只有在全面分析发病原因的基础上进行有针对性的治疗，临床上才会收到较好的效果。

? **解答 2**
**我一直外涂一些药物治疗，但是效果不好，吃点西药会不会好得快一点呢**

　　痤疮患者的表现因人而异，病情有轻有重。因此，针对不同患者所选择的治疗方案也不尽相同，应该根据实际情况灵活改变。痤疮的西医系统治疗是要按照痤疮分级，根据病情的轻重程度来用药，通常不单独应用，多为内服药物与外用药物联合治疗，谈不上内服药物比外用药物治疗更快之说。中、重度的痤疮患者，即皮损有炎性丘疹、脓疱、结节、囊肿这些表现时，才建议给予系统治疗。如果仅仅有粉刺的轻微表现，是不推荐系统治疗的，单用外用药就可以控制了。所以，一般来说，是否加用内服的西药，还是要根据病情的轻重选择，与治疗快慢关系不大。当然，需要指出的是，痤疮的发生，与多种因素相关，时常复发，如果配合口服中药辨证论治，不但可以增强疗效，促进痤疮尽快消退，还可以从根本上避免本病反复发作，体现中医"治病求本"的诊疗特色。

## 解答 3
## ？听说吃避孕药能治疗痤疮，是真的吗

确实，避孕药是可以治疗痤疮的，但是这并不代表大家可以自行购买避孕药治疗痤疮，尤其在青年女性中更不能形成这种潮流！随便服用避孕药会造成很大的副作用，一定要在医生的指导下进行！

从专业角度来说，避孕药主要由雌激素和孕激素组成，其中，孕激素成分有抗雄激素作用，故可用于痤疮治疗。口服避孕药治疗痤疮的作用机制为雌激素与孕激素可以对抗雄激素的生理作用，还可以直接作用在毛囊皮脂腺，减少皮脂的分泌和抑制粉刺的形成。目前为大家所熟知的避孕药是炔雌醇环丙孕酮片，该药仅适用于特定类型痤疮的女性患者，适应证为：①伴有高雄激素表现的痤疮，如皮疹好发于面部中下 1/3，尤其是下颌部位，或重度痤疮伴有或不伴有月经不规律和多毛表现；②女性青春期后痤疮；③经前期明显加重的痤疮；④常规治疗，如系统用抗生素甚至维 A 酸治疗反应较差，或停药后迅速复发者。需要注意的是，有妊娠、静脉血栓或心脏病病史、年龄 >35 岁且吸烟的患者是绝对禁止使用的。服药期间要注意防晒，以

减少黄褐斑的发生风险。

## ? 解答4
痤疮不是内分泌失调造成的吗？为什么大夫给我开消炎药

西医学认为，痤疮的发生常与遗传、内分泌失调（性激素水平，雌雄激素比例失衡）、皮脂腺毛囊口栓塞角化及毛囊微生物（痤疮丙酸杆菌）有关，痤疮的发生是多种因素共同作用的结果，内分泌失调只是其中的一个发病环节。内分泌失调与发病病因、病机相关，而消炎药的选择是为了控制痤疮的皮损症状。针对痤疮丙酸杆菌的抗菌治疗，尤其是以炎性丘疹、脓疱、囊肿、结节为主要表现的中、重度痤疮，选择适当的抗生素类药物是非常关键的。但需要注意的是，无论是外用或内服的抗生素，均可能引起细菌耐药性。因此，规范抗菌药物的选择及疗程，可联合其他疗法，对提高疗效及预防细菌耐药性十分重要。

从专业角度讲，治疗痤疮时口服抗生素的选择基于以下4个条件：①对痤疮丙酸杆菌敏感的；②兼有非特异性抗炎作用的；③在毛囊皮脂腺中药物分布浓度较高的；④不良反应小的。按照上述条件，应首选四环素类药物，如多西环素、米诺环素等；不能使用时，可考虑选择大环内酯类药物，如红霉素、阿奇霉素、克拉霉素等。其他的抗生素，如磺胺甲噁唑 - 甲氧苄啶（复方磺胺甲噁唑，别称"复方新诺明"）也可酌情使用，但 β 内酰胺和喹诺酮类抗生素不宜选择。四环素口服吸收差，耐药性高，而新一代四环素类药物如米诺环素、多西环素及赖甲四环素应优先选择。对四环素耐药的患者，通常对多西环素也会产生耐药，但米诺环素对这类患者多数情况仍有效。克拉霉素、罗红霉素、左氧氟沙星等是目前全身感染常用的抗生素，应避免选择用于痤疮的治疗，以减少产生耐药菌的机会。痤疮复发时，应选择既往治疗有效的抗生素，避免随意更换。

既然抗生素疗效这么好，是不是所有患者都可以服用呢？当然不是！使用抗生素治疗本病只适用于：①中、重度痤疮患者首选系统药物治疗；②重度痤疮患者，特别是炎症较重时早期阶段可先使用抗生素，再序贯使用异维 A 酸，异维 A 酸疗效不明显时，可以改用抗生素治疗；③痤疮变异型，如暴发性痤疮和聚合性痤疮。

## ？ 解答 5
## 如果服用抗生素效果好，是不是可以长期服用？有哪些注意事项

任何疾病的系统用药治疗，都应在医生的指导下完成。切记，不要自行使用抗生素治疗，需到医院就诊后，遵循医嘱使用药物，以避免或减少耐药性的产生，具体措施包括：

①避免单独使用，特别是长期局部外用；②治疗开始时要足量使用；③治疗 2~3 周无疗效时，要及时停用或换用其他抗生素，并注意患者的依从性；④要保证足够的用药疗程，并避免间断使用；⑤痤疮丙酸杆菌是正常皮肤的寄生菌，药物治疗的目的是有效抑制其繁殖，而不是为了达到完全消灭，因此，不可无原则地加大剂量或延长疗程，更不可以此作为维持治疗甚至预防复发的措施；⑥有条件时应监测痤疮丙酸杆菌的耐药性以指导临床的合理应用；⑦联合外用过氧化苯甲酰可减少痤疮丙酸杆菌耐药性的产生；⑧有条件时可联合光疗或其他疗法以减少抗生素的使用量。

此外，治疗中要注意药物的不良反应，较常见的有胃肠道反应、药疹、肝损害、光敏反应、前庭受累（如头昏、眩晕）和良性颅内压增高症（如头痛等）；罕见的不良反应有狼疮样综合征，特别常见于应用米诺环素时，长期饮酒、乙型肝炎、光敏性皮炎等患者宜慎用或禁用该药物；四环素类药物不宜用于孕妇、哺乳期妇女和未满 16 岁的儿童，此时可考虑使用大环内酯类抗生素。将米诺环素每日剂量分次口服，或使用缓释剂型每晚 1 次，可部分减轻不良反应。出现严重不良反应或患者不能耐受时，应及时停药，并对症治疗。大环内酯类和四环素类药物联合其他系统药物治疗时，要注意药物间的相互作用。

**？** 解答 6
**大夫让我吃一种西药，但是不能要孩子，这个药还能吃吗**

这种药物应该是维 A 酸类药物。这类药物具有显著抑制皮脂腺脂质分泌、调节毛囊皮脂腺导管角化、改善毛囊厌氧环境并减少痤疮丙酸杆菌繁殖、抗炎和预防瘢痕形成等作用。因其能作用于痤疮发病中关键的病理生理环节，是目前比较有效的抗痤疮药物，有下列适应证的痤疮患者可以在医嘱下使用：①结节囊肿型痤疮；②其他治疗方法效果不好的中、重度痤疮；③有瘢痕形成或有形成倾向的痤疮；④频繁复发的痤疮；⑤痤疮伴严重皮脂溢出过多者；⑥轻、中度痤疮，但患者有快速疗效需求；⑦伴有严重心理压力的痤疮患者；⑧变异型痤疮，如暴发性痤疮和聚合性痤疮，可在使用抗生素和糖皮质激素控制炎症反应后使用。

需要强调的是，这类药物有一些不良反应，最常见的是皮肤黏膜干燥，特别是口唇干燥。较少见的有肌肉、骨骼疼痛，血脂升高，转氨酶异常及眼睛受累等症状，通常发生在治疗最初的 2 个月，肥胖、血脂异常和肝病患者应慎用。长期大剂量应用可能引起骨骺过早闭合、骨质增生、骨质疏松等情况，故未满 12 岁儿童尽量不用。异维 A 酸具有明确的致畸作用，女性患者应在治疗前 1 个月，治疗期间及治疗后 3 个月内严格避孕，如果在治疗过程中，意外怀孕，则必须采取流产处理。

此外，异维 A 酸使用与抑郁或自杀的关联性尚不明确。因此，已经处于抑郁状态或已明确诊断为抑郁症的患者不宜使用。已经怀孕，或者准备怀孕的患者，是绝对不能服用本类药物治疗的。

二

# 西医外治疗法

**解答 1**
**听说痤疮可以使用光照治疗，又分为蓝光和红光，都起什么作用**

痤疮是皮肤科常见病，发病机制涉及多个环节，其中一个重要因素是痤疮丙酸杆菌感染引起的局部炎症反应。因此，杀灭或减少患者毛囊皮脂腺中的痤疮丙酸杆菌才能从根本上控制痤疮的炎症反应。

痤疮丙酸杆菌产生原卟啉IX与粪卟啉，其对波长在 415 纳米附近的蓝光感光度最大，蓝光被吸收后，可与三态氧结合，形成具有细胞毒作用的游离单态氧，从而损伤细胞膜；蓝光还可通过诱导细胞内酸碱度改变，影响跨膜蛋白转运而杀灭细菌。蓝光不仅对痤疮丙酸杆菌有杀灭能力，而且在体外抗菌实验中发现，窄谱蓝光还可杀灭表皮葡萄球菌、金黄色葡萄球菌和颗粒丙酸杆菌。但是，由于蓝光对组织穿透性不高，故主要用于治疗轻、中度痤疮。高纯度窄谱蓝光（415纳米）不含紫外线，对人体无毒性，简单、安全，避免了应用抗生素的副作用及细菌耐药性，但单纯蓝光治疗有效率仅为50%。

蓝光治疗后，患者面部皮脂分泌明显减少，炎性皮损有明显改善，但对痤疮导致的皮肤红斑、毛细血管扩张则无明显作用。这时，我们就需要红光来发挥作用了。因为痤疮丙酸杆菌产生的原卟啉IX吸收峰正好位于红光的波长范围内，虽然红光对卟啉的光活化作用不强，但其穿透力强于蓝光，对较深组织有抗炎和修复作用。因此，蓝、红光联合治疗，可以增强抗炎效果，增加治疗深度，提高疗效。

目前研究发现，红光具有更深的组织穿透和抗炎作用，红光的穿透深度可达10~15毫米以上，可直接作用于皮下组织。另外，红光能促进细胞的新陈代谢，使蛋白合成增加、糖原含量增加以及三磷酸腺苷分解增加，从而促进细胞合成，加强皮肤细胞新生，刺激成纤维细胞增生并产生生长因子，使纤维细胞的数目及胶原蛋白形成增加，改善皮肤质地，最大限度地减少与痤疮有关的红斑反应及瘢痕形成，对炎性和非炎性皮损均有显著疗效。同时，红光还能增强白细胞的吞噬作用，提高机体的免疫功能。

简单来说，蓝光用来杀菌和减少面部油脂分泌，红光用来改善炎症状态，加强作用深度，并有修复细胞和减少瘢痕产生的作用。红光、蓝光的联合应用不仅可通过毒性单态氧杀死痤疮丙酸杆菌，还可减轻痤疮皮损，加快损伤组织的修复过程，刺激免疫系统，提高机体的免疫功能。两者结合，疗效互补，优于单色光疗法。

## ？ 解答 2
## 什么情况下可以进行红蓝光治疗？有没有副作用？有没有禁忌证

使用窄谱蓝光（峰值波长为 415 纳米）及红蓝混合光（峰值波长为 415 纳米和 632 纳米）治疗寻常痤疮时，多个临床试验结果显示，受试者很少出现烧灼感、疼痛、红斑及其他不良反应。因此，多数人认为红蓝光联合治疗痤疮，是一种非侵害性、非烧灼性的安全、有效的方法。

但是，在某些人群中，应避免使用这种方法，包括患有光敏性疾病的患者，近期使用了光敏性药物的患者，本身为光敏性皮肤或患有精神疾病的患者；新陈代谢紊乱、甲状腺功能亢进及白化病患者；妊娠期及哺乳期妇女；患有严重心、肝、肾功能损害者；已知免疫功能低下、长期使用皮质激素及免疫抑制剂者；卟啉症（遗传性卟啉代谢的病态紊乱）患者；自身免疫性疾病（如红斑狼疮）患者。

除以上情况外，14~50 岁的痤疮患者，不限男女，均可以尝试使用，无论是粉刺、丘疹、脓疱、结节、囊肿或瘢痕等皮损形态均可使用，但红蓝光治疗重型痤疮效果相对不如轻型痤疮明显。具体禁忌证及慎用人群应咨询皮肤科光疗医生，并根据自己本身的情况进行选择。

## ? 解答 3
## 红蓝光治疗的具体流程是什么？疗程大概多久？治疗期间需要注意什么

治疗前准备：卸妆，用一种适合患者本人的洗面奶祛除皮肤上的污物和所有的沉淀物；把蓝光（或红光）LED光源板放在患者脸部上方，确认LED面板距离患者脸部约4厘米；照光时配戴专用防护眼镜，确保瞳孔不受光的直接照射，建议接受治疗者闭上眼睛。

治疗过程：每周2次，持续4周，8次为1个疗程。

治疗方法：第一周2次蓝光，第二周2次红光，第三周2次蓝光，第四周2次红光。或由医生依实际情况而定，但红光、蓝光不能同时使用。

## ? 解答 4
## 最近很流行一种果酸换肤治疗，什么叫换肤？是否有刺激性和副作用？又是如何起效的呢

果酸是一种天然、无毒的有机酸，可用于化学换肤。化学

换肤，虽说听起来比较吓人，可是果酸本身是纯天然植物中提取的，非化学合成。果酸换肤的作用机制主要为：由于果酸具有很强的渗透性，可使角质形成细胞的粘连性减弱，使真皮中的肥大细胞脱颗粒，真皮浅层毛细血管扩张，从而达到加快皮肤细胞新陈代谢、减少黑色素沉积，甚至减少皱纹等功效。果酸可减少角质堆积，防止堵塞毛孔，抑制毛囊皮脂腺导管过度角化，使毛囊漏斗部引流通畅，皮脂顺利排出，因而对痤疮具有治疗作用。果酸换肤治疗后，痤疮的黑头和白头粉刺很容易被清除，皮脂溢出明显减少，皮损也逐步消退，色素沉着减轻。

果酸换肤液一般由 20%、35%、50%、70% 浓度的果酸液与中和液组成。治疗方法为：每次治疗前，常规洁肤，以 20% 的果酸换肤液为起始浓度，第二次为 35% 浓度，第三次为 50% 浓度，第四次为 70% 浓度，首先用白凡士林涂于眼角、鼻翼下皱褶处、口角或皮肤破损处以保护局部皮肤，然后将果酸按额部、左颊部、下颌部、右颊部、鼻部、上唇的顺序均匀涂于面部，停留 1.5~3 分钟，当患者面部出现白霜、变红或不能耐受的症状时，及时用中和液中和，后冷敷 20 分钟。每 3~4 周治疗 1 次，4 次为 1 个疗程，可根据患者的具体情况逐渐增加果酸换肤液的停留时间及浓度。

其实，大部分受试者在治疗时会产生可以耐受的刺痛感或麻痒感，及时使用中和液后可使症状很快缓解，部分皮肤比较敏感的患者可能出现红斑、水肿、剧烈疼痛、渗出甚至起白霜等情况，如局部刺激比较明显，术后也可能出现色素沉着或瘢痕的情况。故治疗前应详细咨询专科医生的意见再决定是否进行。

## 解答5
### 什么样的患者不能进行果酸治疗？治疗期间有什么需要注意的吗

以下情况患者不能进行果酸治疗：①妊娠或哺乳者；②对果酸换肤过程中所使用的制剂过敏者；③不能坚持换肤术后避光者；④6个月内局部实行过手术者；⑤面部有单纯疱疹等病毒感染者；⑥免疫功能不全、易感染者；⑦近期接受过放射线治疗者；⑧湿疹患者，尤其是异位性皮炎患者；⑨局部皮肤破损者；⑩有严重的系统疾病者以及精神、情绪不稳定者。

换肤术后要严格防晒、保湿。嘱患者多吃蔬菜、水果，控制摄入甜食和动物脂肪、油炸类、辛辣食品及烈性酒，注意面部清洁及化妆品的使用，避免过度劳累、情绪紧张等不良精神因素。

## 解答6
### 什么是光动力疗法？什么情况下可以选择这种治疗方案

光动力疗法（PDT）是在光敏剂作用下，利用光能激活化学反应，选择性破坏组织的新方法。目前光敏剂主要包括5-氨基酮戊酸（ALA）和甲酯氨基酮戊酸（MAL），它们在线粒体内、外可以转化成原卟啉IX。光源照射后，内、外源性卟啉产生的高活性自由基团（单线态氧和自由基）可以达到杀灭痤疮丙酸杆菌和破坏毛囊皮脂腺的目的。与单独光疗法相比，光动力疗法治疗后，痤疮复发率明显减少，疗效持续时间较长。但是，光动力疗法在治疗过程中也会出现由于光敏剂外敷引起的不良反应。

中、重度痤疮患者，可以使用光动力疗法，选择合适的光敏剂浓度、封包时间及治疗频率将有效降低光动力疗法的不良反应。具体需要咨询专科医生，根据情况选择。

## ? 解答7
### 有人选择激光治疗痤疮，我是否适合呢？激光治疗有什么副作用？主要起到什么作用

根据作用特性不同，激光分为剥脱性及非剥脱性激光两类，二者的区别在于，剥脱性激光可气化表皮，再刺激真皮胶原重塑；而非剥脱性激光可以选择性刺激真皮胶原重塑而不气化表皮。剥脱性激光的疗效通常要优于非剥脱性激光，但也更容易导致一些不良反应的产生，如色素沉着、治疗后长期遗留红斑，甚至产生瘢痕。

剥脱性激光包括 $CO_2$ 激光和 Er：YAG 激光，能刺激真

皮内成纤维细胞产生新的胶原蛋白，使真皮内胶原纤维增加并重新排列，从而使瘢痕变浅。

非剥脱性激光可分为可见光激光、红外激光、强脉冲光和低强度光源。可见光激光包括磷酸钛钾激光（波长 532 纳米）和脉冲染料激光（波长 577 纳米、585 纳米、595 纳米）。其中，脉冲染料激光的靶组织为血红蛋白，可使血管破坏、闭塞后，局部血运减少，导致瘢痕处营养减少，进而减少胶原蛋白的产生，避免瘢痕的形成。因而，它只能在痤疮后的红斑期发挥作用，而对于已经形成的瘢痕效果并不明显。

红外激光包括不同波长的钕钇铝石榴石激光（波长 1 320 纳米、1 064 纳米、1 550 纳米），这几种不同波长的激光因能量和作用深度不同而有区别，都有促进胶原再生和表皮重塑的作用，进而改善瘢痕症状。

因此，当患者已无炎症性皮疹，以瘢痕性损害为主时，适合使用激光治疗，其中又以萎缩性瘢痕最适合选择激光治疗。如为增生性瘢痕，应选择冷冻、局部封包等治疗方法；痤疮所致的持续性红斑不消退，可选择染料激光。前提为患者均不是光敏性、敏感性或严重的瘢痕体质。如使用剥脱性激光，在治疗前应考虑局部外用麻醉药物，治疗后皮损处出现红斑、水肿等炎症表现，应注意避光防晒、保湿润肤，避免食用刺激性食物等，具体治疗方案应咨询专科医生。

**？** 解答 8

**长痤疮以后不想吃药，只想抹点外用药膏治疗，关于西医外用药，可以介绍一下吗**

西药外用药在痤疮的治疗中，根据作用类型，大体可分为 3 种：抗粉刺类，杀菌类，祛瘢痕、祛痘印类。

第一，说说抗粉刺类的外用药，主要是维 A 酸类药物。常用到的第一代维 A 酸类药物就是维 A 酸乳膏，第三代药物有阿达帕林和他扎罗汀凝胶等。维 A 酸主要有抗粉刺的作用，阿达帕林凝胶可以调节人体免疫起到抗炎作用，改善角质形成细胞的蛋白质表达，从而减少粉刺的生成。阿达帕林比第一代药物的选择性更好，治疗浓度更低，不良反应相对少，是治疗寻常痤疮的一线用药，注意：维 A 酸类药物用于敏感性肌肤患者可能会使皮肤产生红斑、脱屑、烧灼感、瘙痒等症状，此类药物有光敏性，一般建议夜间使用，每天 1 次，用完避免光照，若白天使用需注意防晒。

第二，说说杀菌类药物。痤疮属于细菌局部感染引起的炎症，主要是痤疮丙酸杆菌，抑制这种细菌的繁殖和生成能更好地抑制炎症，从而对抗痤疮的红、肿过程。而杀菌药又分为两类，一类是过氧苯甲酰，我们常用的是凝胶剂型。过氧苯甲酰是一种氧化剂，能有效抑制毛囊皮脂腺内微生物（痤疮丙酸杆菌），具有温和抗炎、溶解粉刺的效果，可达到改善炎性和非炎性皮损的作用。其副作用是可导致皮肤干燥、脱屑、红斑、瘙痒、局部刺激等。另外，过氧苯甲酰对衣物和毛发还有漂白作用，建议于夜晚使用，若白天使用可选择穿白色衣物。第二类杀菌药是外用抗生素，种类较多，如克林霉素、环丙沙星、红霉素、氯霉素等，缺点是容易产生耐药性。近几年发现，夫西地酸乳膏既能直接杀灭细菌，亦能对抗细菌所致的炎症反应（组织水肿、变性、坏死等），治疗效果不错。

第三，说说祛瘢痕、祛痘印等修复类药物。该类药物中，最常用的包括：①积雪苷软膏，是积雪草的提取物积雪草总苷，具有抑制成纤维细胞增殖、促进瘢痕处成纤维细胞凋亡、减少免疫细胞数、封闭血管和使胶原纤维疏松的作用，同时能激活上皮细胞，加快表皮的修复；②壬二酸，有乳膏和凝胶两种剂型，适用于轻、中度痤疮的治疗，属于二线治疗药物，对皮肤刺激较小，无光敏性能帮助患者减轻炎症后的色素沉着，夏季也能使用；③维A酸乳膏、熊果苷、果酸均有一定促进色素沉着消退的作用。

以上是西医外用药的大体介绍，需要注意的是，这些药物都应在医生指导下使用，任何一种外用药物都不是绝对安全的，敏感性肌肤更容易因为药物刺激引起过敏性炎症反应而加重痤疮或导致其他不良反应。而且，每一种药物都有自己的使用方法和注意事项，尽量不要自行购药使用。

**? 解答 9**

**痤疮长出来后很大很鼓，里面好像有液体，总也不消退，疼痛明显且胀得厉害，自己又不能挤，怎么才能使它更快地消退呢**

医院皮肤科或医疗美容机构可提供清痘或是清除粉刺的治疗。具体流程是：面部清洁后，使用严格消毒的粉刺针，若是较大的囊肿性炎性丘疹或结节，使用较为尖锐的一头刺破，放出脓血，使局部减压（疮面刺破前应严格消毒）；若是炎症不明显的粉刺，需要使用尖锐端挑破粉刺尖端后，使用环形端轻轻推出粉刺角栓。过程结束后，暂时避免使用刺激性较强的清洁产品，注意面部保湿，破损处可外用抗生素类药膏预防感染。建议至正规医院或医疗美容机构进行相关治疗，保证环境及器具严格消毒、安全卫生，从业人员应有医疗资质和操作经验。

# 三

# 洁面与护肤品的选择

**？** 解答1
很多美容产品、护肤产品中常添加天然植物萃取精华，种类各异，功效不一，让人难以抉择，植物萃取精华是否有独特功效？痘痘肌是否可以使用？如果选择使用哪种产品较好

草药疗法在欧洲常被认为是比常规疗法更安全的替代疗法，使用草药抗痤疮的机制包含四个因素：抗菌、抗炎、抗氧化和抗雄激素活性。很多植物萃取物（如洋甘菊、金盏花、麦麸）具有抗炎、抗菌效果，因其良好的疗效和耐受性，或许有潜力取代轻至中度痤疮患者标准的化学治疗。下面说说几种最常见的萃取物。

**绿茶**｜能有效清除自由基，有抗氧化、抗微生物、抗炎以及光保护作用，绿茶中的某种成分可以作用于皮脂腺细胞，减少油脂生成，减轻炎症反应，还可抑制痤疮丙酸杆菌，几乎能针对所有的痤疮发病机制。所以，经科学研究证明，含有绿茶添加成分的产品可以对痤疮起到一定减轻作用。

**茶树油**｜是从澳洲特有植物互叶白千层的叶中萃取出来的挥发油，澳洲的原始居民用它来治疗擦伤和皮肤感染，有很好的抗菌效果，还可以通过减少皮肤发炎时组胺的释放而起到抗炎效果。由于茶树油有潜在光敏性并含有萜烯，少数患者使用后会出现接触性皮炎。

**芦荟**｜由于其保湿性高和适用性广，又被称为"万用治疗药"，不仅可滋润皮肤形成天然的保湿因子，还能缓解痤疮引起的皮肤瘙痒。

**中药**｜目前中医学常利用姜黄、银杏、人参、三七等药物所具备的抗炎、抗氧化作用来修复皮肤屏障，淡化色素沉着。

**其他植物**｜如薰衣草、鼠尾草、金缕梅、迷迭香、橙花、葡萄籽、山金车花、洋甘菊、红石榴、大豆、咖啡豆、阿萨伊莓果、欧亚甘草都已被列入痤疮治疗新植物。

选择美容或护肤产品时应注意选择正规厂家，要求有正规的产品批号。一种产品他人使用效果好，不一定是适合自己的，不要过于听信广告的夸大效应。美容或护肤产品带来的效果往往是缓慢而有限的，如果产品使用后，肤质迅速发生较为明显的变化，注意其中是否有添加激素成分的可能。

**?** 解答 2
## 痘痘肌应怎样做好洁面？选择肥皂还是洗面奶

　　经常长痤疮的皮肤，多同时伴有毛孔粗大、黑头粉刺、脂溢较多的问题，做好洁面工作非常重要。我们的脸经常暴露在户外，风吹、日晒、雨淋少不了，雾霾、灰尘、辐射更是避不开，再加上美妆产品种类多样，每日沾染或接触到的物质会非常多，面部又是脂溢较为丰富的部位，所以，清洁就显得非常重要。

　　对于需要化妆的人群，在洁面之前应先做好卸妆工作，选用温和不刺激的卸妆油或卸妆乳，使用卸妆棉轻轻擦拭，直至卸妆棉无彩妆残留后，方可以进行洁面。对于唇、眼等部位应使用专用卸妆产品。洁面时应选择 30~35℃的温水，过冷的水有收缩毛孔的作用，达不到彻底清洁的目的，过热的水则会刺激皮肤，引起敏感性肌肤的不耐受。所以，水温应以接近皮肤温度为好。如果皮肤油脂较多，毛孔粗大，且肌肤不敏感，那么可以选择清洁力度较强的洁面产品，甚至硫黄皂，每周清洁 1~3 次。如果皮肤较为敏感，油脂分泌不太多，则可以选择温和不刺激的洁面乳液或洁面膏，以自身皮肤舒适为度。如果皮肤粉刺、脂溢较多、表皮相对较厚，皮肤不易受到外界刺激，可以选择每周使用 1 次含有磨砂成分的洁面产品或者清洁面膜。如果皮肤较敏感，表皮薄，易干燥脱皮，应尽量避免使用此类产品，以防出现因皮肤不耐受，引起刺激性炎症。

## ? 解答 3
经常起痘痘的皮肤油脂本来就分泌得多，是不是洗完脸什么都不用比较好，润肤乳会不会导致毛孔堵塞加重粉刺或痤疮

无论什么类型的肌肤，保湿都相当重要，如果面部脂溢比较多，可以选择低油（乳液）或无油保湿剂，或者有控油功效的产品，选用同时具有杀菌、抑菌或调解菌群失调的护理剂更好。夏季天气潮湿，油脂及汗液分泌旺盛，可以减少保湿产品的使用次数，对于没有被痤疮累及的正常皮肤，保湿剂则应正常使用；秋冬季节，空气干燥，油脂分泌相对不足，可选择保湿力较为持久的霜剂。

## ? 解答 4
护肤品的种类那么多，保湿成分各不相同，能分别介绍一下吗？含有哪种保湿成分的产品最好

**天然保湿因子** | 正常的皮肤表面有一层油膜，该油膜是由一定比例的油溶性成分、水溶性成分和水乳化后而成的一

层薄膜。天然保湿因子具有防止水分蒸发，柔软角质，润泽皮肤，防止干燥的作用。该类产品呈弱酸性，还能抑制部分细菌生长。

**油溶性成分**｜主要为皮脂。皮脂主要包含脂肪酸和甘油三酯。进一步可细分为甘油三酯（32.5%）、饱和游离脂肪酸（14.3%）、不饱和游离脂肪酸（14%）、蜡（14%）、胆固醇，及其他类固醇、角鲨烯、支链烷烃、C18-C24链烷二醇等。意义：有抑菌（抑制痤疮棒状杆菌和糠秕孢子菌生长）、防止水分蒸发、润滑皮肤毛发和保温的作用。

**水溶性成分**｜为汗液的主要成分。意义：调节温度，协助机体代谢，对水和油脂起乳化作用，吸收水分子而起保湿作用。

**传统的合成保湿因子**｜甘油、山梨醇、丙二醇、凡士林、液体石蜡、石蜡、硬脂酸等。

**新型的合成保湿因子**｜可为水溶性和油溶性两类，不同的保湿成分具有不同的保湿效果，新一代保湿剂一般更安全。水溶性保湿因子有透明质酸钠、甲壳质、维生素C磷酸酯镁、乳酸、海藻酸钠、海藻胶、丝肽、海洋肽及吡咯烷酮羧酸钠等。油溶性保湿因子有棕榈酸异丙酯、磷脂、硅油、维生素E、神经酰胺E、茶油提取物。

以下为各种不同性质皮肤的保湿剂选择和使用方法。

超油性皮肤及一般油性皮肤的夏季：每天2~3次皮肤清洁，每3天1次深层清洁，基本不用保湿剂或用低保湿剂爽肤水。

**一般的油性皮肤（不含夏季）**｜每天 2 次皮肤清洁，每周 1 次深层清洁，用低保湿剂爽肤水，冬天加无油保湿剂，必要时加低油保湿剂。

**混合性皮肤**｜油性区域同一般油性皮肤处理；干性区域稍清洁，全面部用低保湿剂爽肤水。非秋冬季，干性区域加无油性保湿剂；秋冬季，油性区域用无油性保湿剂，干性区域用适中油性保湿剂。

**中性皮肤**｜一般每天 2 次皮肤清洁，偶尔做 1 次深层清洁。夏天用爽肤水和无油性保湿剂；秋冬季加用中油性保湿剂；特别寒冷、干燥外出时，加用高油性保湿剂。

**干性皮肤**｜一般每天用 1 次洗面奶，1 次清水洗。夏天可用 2 次洗面奶。夏天用爽肤水和无油性保湿剂，清洗后有皮肤紧绷时，加用低油性保湿剂；秋冬季，加用中油性保湿剂，居家时每天用 1 次高油性保湿剂；外出或室内使用空调寒冷时，加用高油性保湿剂。

**超干性皮肤**｜每天用清水洗，偶尔用洗面奶，夏季每 1~2 天用 1 次洗面奶。夏季用低油性保湿剂，秋冬季加用高油性保湿剂，每天 2 次以上。

**极干性皮肤（鱼鳞病、皲裂）**｜温水浸泡，强洗洁剂去角质后，先用水溶性保湿剂外搽，再用超强油性保湿剂保湿，必要时用封包。

# 四

# 中医中药治疗

**?** 解答 1
我的痤疮很轻，仅仅是皮肤爱出油，额头有些粉刺，该如何治疗？平时应注意什么

如果痤疮病情很轻，以粉刺为主，或伴有少量的炎性丘疹、脓头，并不严重影响美观或社交生活时，患者是可以不内服药物的，单纯以外治法为主即可。同时，面部清洁、饮食合理、作息规律及保持大便通畅是平时需要关注的几个问题。

但是，如果痤疮出现颜面、胸背部密集分布有粉刺，或顶有黑头，或可见小脓头，额部、鼻周和口周皮肤油腻，皮疹瘙痒，伴有口干、咽干、微咳症状，舌质红，苔薄黄，脉浮数的表现时，治疗宜疏风、宣肺、清热，方用枇杷清肺饮加减。主要治疗用药：金银花、连翘、枇杷叶、桑白皮、知母、黄芩、石膏、桑叶、野菊花、牛蒡子、甘草等。

这类皮肤护理的关键是面部的清洁。可根据肤质的不同，使用对肌肤刺激性小的洁面产品，尽量"温柔"地清洁肌肤。根据面部出油脂的多少，每日清洁 2 次或 3 次。特别需要提醒的是，长了痤疮，切忌自行挤压、抠挖。首先，这类有创

操作治疗需要在无菌条件下进行，自行挤压很容易感染；其次，粉刺挤压术有专门的工具和操作方法，要是"徒手"随意操作，不但自身感觉很痛苦，而且还有可能严重破坏局部皮肤组织，加大了将来留下瘢痕或痘印的可能性。因此，较严重的痤疮患者还是应当到医院看医生，进行必要的综合治疗。

痤疮患者平时在饮食上要忌食辛辣、油腻、高糖分食物，如黄油、奶酪、红烧肉、可乐、茶、咖啡、含酒精饮料、巧克力、冰激凌等。

## ？ 解答2
## 我的脸红红的，很敏感，还长痘，怎么办啊

这类患者的痤疮常表现为颜面、胸背部皮肤潮红，散在红色针头至粟米大小的丘疹，或光亮或顶有黑头，可挤出黄白色粉渣，或见脓头；颜面皮肤油腻，皮疹或有痒痛，可伴见口干、口渴，大便秘结，小便黄，舌质红、苔黄、脉数。治疗宜清肺热，凉血解毒，方用连翘败毒丸加减。主要治疗用药：连翘、野菊花、黄芩、栀子、决明子、百部、北豆根、鱼腥草、牡丹皮、大青叶、地榆、赤芍等。

同时，还应加强对日常皮肤护理的重视程度。这种属于较为敏感的皮肤，所以需要很好地保养。适度清洁是敏感肌肤的保养重点，清洁时注意不可用力过度，要使用温和

的不含皂基的洁肤产品，对于磨砂膏等去角质产品应敬而远之。在日常保养中还应该加强保湿，并注意防晒。对于化妆品应慎重，不要什么化妆品都用或同时使用多种化妆品，不要频繁更换化妆品，不建议盲目使用含香料及碱性过多的护肤品。日常需使用性质温和的洗面奶洗脸，洗脸水不可过热、过冷。在饮食方面避免吃鱼、虾、蟹等易引起过敏的食物。

## ？ 解答 3
### 脸上出油多，满脸长痘，觉得自己是湿热体质，我应该怎么治疗

湿热体质的人群感觉面部和鼻尖总是油光发亮，脸上易生粉刺，皮肤易瘙痒；常感到口苦、口臭，脾气较急躁；常表现为面垢油光，口苦、口干，身重困倦，大便黏滞不畅或燥结，小便短黄；男性易阴囊潮湿，女性易带下增多，情绪急躁易怒；同时，最主要的表现就是容易发生痤疮。这类患者的痤疮皮疹多表现为泛发，以黑头粉刺、炎性丘疹、脓疱、囊肿为多见，皮损红肿疼痛，颜面油亮光滑，痤疮多发于口周，伴有口臭、便秘、尿黄；舌红，苔黄腻，脉滑数。治疗以清热利湿解毒为法，方以茵陈蒿汤、黄连解毒汤加减。主要治疗用药：茵陈、龙胆草、黄连、黄柏、大黄、连翘、虎杖、野菊花、丹参、当归、川芎等。

同时，均衡的饮食结构（杂粮、蔬菜、水果的基础上再适量添加肉、蛋、奶）也是需要注意的地方。饮食变化会影响皮脂腺的功能，应少食肥肉、奶油及油炸食品等脂肪含量高的食品，而巧克力、冰激凌、咖啡、碳酸型饮料等糖类食品的摄入也应该予以控制，避免机体新陈代谢过于旺盛，皮脂腺分泌增多。饮食上应以清淡为主，可多食赤小豆、绿豆、苦瓜、黄瓜、芹菜、莲藕等甘寒的食物。平时多听一些优雅的音乐，把自己的情绪尽量调整到休闲自在的状态；适度进行跑步、游泳、爬山、羽毛球、乒乓球等运动。

## ? 解答 4
## 我爱发脾气，时不时长痘，
## 应该怎么治疗

这种情况在中青年女性中较为常见，常表现为心情焦虑，思虑过重，常感到闷闷不乐、情绪低沉，伴见胸闷、失眠、多梦，经常会无缘无故地叹气，神情抑郁；也可见急躁易怒，稍有不顺心就发脾气，对外界环境适应力差。这类患者属肝郁气滞型。皮疹表现为颜面部散在丘疹或脓疱、结节，呈红或暗红色，皮损多伴有疼痛；多因工作压力大、情绪紧张、劳累而发病；兼见失眠、易怒，胁肋胀痛，伴月经不调或月经量少；一般情况下病情在经前加重，经后减轻；舌红，苔黄，脉弦。治疗宜疏肝解郁，以丹栀逍遥散加减。

主要治疗用药有柴胡、白芍、当归、白术、茯苓、薄荷、香附、丹参、甘草等。

## 解答 5
### ？ 我的痘痘又大又硬，抹药也下不去，应该怎么治疗

这种患者以男性多见，皮疹主要表现为颜面、下颌部皮疹反复发作，经久不消，逐渐发展成黄豆至蚕豆大小的肿块，肿块坚硬疼痛或按之如囊，日久融合，结成囊肿；头皮、颜面部油脂多；伴纳呆、便溏；舌质淡胖，苔滑腻，脉濡缓。这类患者面部皮肤油脂较多，多汗且黏，胸闷，痰多，口中有黏腻感或甜味，喜食肥甘、甜腻之物。在治疗上，宜祛湿化痰软坚，方用海藻玉壶汤加减。主要治疗用药有青皮、陈皮、半夏、浙贝母、昆布、海藻、当归、川芎、连翘、甘草等。同时饮食应注意以清淡为主，多食白扁豆、冬瓜、薏米等食物。

## 解答 6
### ？ 我总上夜班，面色暗，一熬夜痘痘就加重，这可怎么办

痤疮的反复发作与作息不规律显著相关，经常熬夜的人群如医护人员，临时熬夜的人群如考前冲刺的学生，都易引

发痤疮。熬夜会使体内激素分泌失衡，激素分泌失衡也会间接造成皮脂分泌过于旺盛，如果毛孔被堵塞或者是因其他原因致排"油"不畅，皮脂腺仍继续分泌，皮脂就会在毛孔中累积起来，加重痤疮。这类痤疮患者常面色晦暗、皮肤粗糙、毛孔粗大、油脂泛溢；或颜面皮疹坚实，色红或暗，久治难愈，或痒、或疼；容易出现心烦健忘、头晕乏力、腰膝酸软等症状；舌淡，苔白腻，脉沉。治疗宜滋肾泻火、调理冲任、清肺解毒，方以六味地黄汤合二至丸加减。主要治疗用药有女贞子、墨旱莲、柴胡、丹参、熟地黄、芍药、山茱萸、茯苓、泽泻、牡丹皮等。

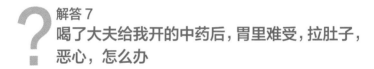

**解答7**
**喝了大夫给我开的中药后，胃里难受，拉肚子，恶心，怎么办**

造成这种情况主要有两个方面的因素。一是服药者为脾胃虚弱体质，常表现为平素语音低弱，气短懒言，容易疲乏，精神不振；二是医生开的中草药过于苦寒，伤及脾胃，影响胃肠功能正常运化。出现这样的情况不用慌张，先要排除以下几种可能。①最近是否吃了生冷、辛辣刺激的食物，如冰激凌、生鱼、辣火锅等。②腹泻有可能是医生的"有意为之"。有时候，医生会适当应用导泻的药物，以达到通腑行气导滞的作用，患者腹泻后会感觉到周身轻松，自觉舒爽。③中药应该饭后温服，不可空腹直接冷服。不过，如果不属于以上几种可能，还是应及时停药，尽早就医咨询，调整方药。

如果颜面、胸背部皮疹以丘疹、丘疱疹、粉刺或脓头为主，色红不甚；伴见头皮、面部油脂多；可见黑白头粉刺，脓头不易破溃，不痛不痒；口唇周围多见皮损；或伴有身困乏力，不思饮食，口淡无味；或伴胃脘不适，大便秘结或黏滞不爽；舌质淡红，舌体胖大，舌苔白腻或黄腻，脉濡数或滑数，治疗宜益气健脾、利湿解毒，方用健脾除湿汤加减。主要治疗用药有薏苡仁、枳壳、茯苓、黄柏、侧柏叶、荷叶、佩兰、藿香、焦山楂、焦神曲、焦麦芽、当归、川芎、丹参。

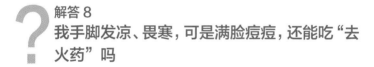

**解答 8**
## 我手脚发凉、畏寒，可是满脸痘痘，还能吃"去火药"吗

首先，不建议自行使用去火药，应在专业医生的指导下用药治疗。

其次，中医的"火"有"实火"与"虚火"之分。"虚火"的患者主要表现为怕冷，常感到手脚发凉，衣服比别人穿得多，夏天不喜欢吹空调，不喜冷饮。女性可伴有月经量少、色淡，甚至有血块、痛经等不适。从中医角度讲，这种体质患痤疮的病机实为"寒火上犯"，看似实火的症状，本质为寒，因此，反而会遇寒加重，得温则缓。主要是因为现在很多青年人有不良的生活习惯，如熬夜、贪凉饮冷等，导致寒邪内侵，阳气受损，寒凝血脉，阳气被郁，郁久化热，发为痤疮。且因平时学习工作任务繁重，精神压力较大，情致不畅，肝气不疏，导致气血郁滞，血行不畅，瘀血内阻，使阳气抑郁被加重，导致不断形成新的痤疮结节。因此，虚寒体质的人同样也会患痤疮。

这类虚实夹杂证的患者在治疗上较为复杂，建议标本兼顾，温肝暖脾与清热解毒并用，同时注意顾护脾胃。如果单纯口服一些中成药，往往短时间内症状可减轻，但是，由于目前用于治疗痤疮的中成药大多性味苦寒，或兼有活血化瘀之效，长时间应用可能会引起或加重四肢不温、大便稀溏甚至月经推迟、闭经等症状，因此使用时应注意中病即止，女性经期应避免使用。

## ? 解答9
## 我的痘痘长在胸背部，还有好多痘印，该如何治疗

这类患者多见于男性，一般病程较长、反复发作；皮损以胸背部及面部红色或暗红色丘疹、脓疱、囊肿、结节、瘢痕为主；皮肤油脂分泌多，面部毛孔粗大；皮疹红肿疼痛，根底部坚硬；舌红，苔黄，或见舌底脉络增粗，脉弦滑或涩。治疗宜清热解毒消痰，活血化瘀软坚，方用桃红四物汤。主

要治疗用药有金银花、茵陈、连翘、夏枯草、海藻、昆布、桃仁、红花、当归、丹参、益母草等。这类患者病情较重，往往有家族史，治疗周期较长，需要耐心诊疗，树立治疗信心，切忌盲目追求疗效。必须配合外治法，方可逐渐减轻病症。

## 解答10
## 我不想喝中药汤剂，选用中成药可以吗

部分患者因为工作、学习任务重以致中草药煎煮不方便，或因为其他原因，无法服用中药汤剂，此时可以选择中成药。需要注意的是，对于中成药的使用，同样需遵循辨证论治的原则，不能盲目自行服用。这里，大家可根据皮损症状的不同，有针对性地选择用药。

**1. 如果皮疹以粉刺、炎性丘疹、少量脓头为主，可辨证选择以下中成药**

**银翘解毒丸** | 即银翘散制成蜜丸。方中薄荷、荆芥、淡豆豉、牛蒡子疏风清热；金银花、连翘解毒；竹叶清心；桔梗、甘草解毒利咽。功效：疏风解表，清热解毒。用于肺经风热，皮损以粉刺为主。

**防风通圣丸** | 方中重用大黄、芒硝通腑以泻胃火；滑石、甘草、栀子利尿以泻心火；辅以麻黄、荆芥、防风、薄荷、石膏、黄芩、桔梗、甘草发汗清热以泻肺；当归、赤芍、

生地黄养血和营。本药驱邪之力最强，汗、下、清、利四法并用，体质壮实之人适用，虚人不宜。但是清热之力尚可，解毒力量较弱，疗效出现得较慢，治疗过程中必须注意顾护脾胃。

**金花消痤丸**｜本药组成源自栀子金花丸，黄芩、黄连、黄柏清三焦毒热；桔梗、甘草、薄荷清利上焦，大黄（酒制）引热下行；栀子利水清心。功效：解气分热邪，三焦兼顾而主治在上焦，清肺胃热，通利二便。主治肺胃热盛，以丘疹、粉刺、少量脓疱为主要表现，伴有便秘尿黄、咽痛等症状。

**清热暗疮片**｜方中穿心莲、牛黄、山豆根、金银花、蒲公英解毒；大黄、栀子通利二便，引热下行；珍珠粉凉血解毒。功效：清热解毒为主（与复方珍珠暗疮片功效近似），善清上焦热毒，但解毒之力胜于凉血。

**通便消痤胶囊**｜方中大黄、芒硝、枳实攻下热结；肉苁蓉润下燥结；辅以荷叶和胃；青羊参利湿；小红参活血；西洋参益气阴。功效：通腑泄热，逐有形实邪以清肺胃实热，佐以平调之品。主治以大便不通为主，兼见少许暗红丘疹的痤疮。

**功劳去火片**｜方中黄芩、黄柏、栀子清热泻火解毒；功劳叶解毒清热养阴。主治中年女性痤疮患者，以丘疹为主者，多属Ⅰ、Ⅱ度痤疮。若有烘热汗出、自汗、心烦、失眠等更年期症状者更为适宜。

**2. 如果皮疹以较多炎性丘疹、脓疱为主，可辨证选择以下中成药**

**复方珍珠暗疮片** | 方中羚羊粉、水牛角粉、珍珠粉、生地黄、赤芍、玄参凉血解毒；生地黄、玄参、北沙参养阴生津；大黄、黄芩、黄柏、金银花、蒲公英清热解毒。该药解毒凉血之力甚猛，兼有养阴作用，适用于年轻、体质壮实、心火炽盛、面部潮红充血兼有油腻斑片者。

**消痤丸** | 方中龙胆草、柴胡、野菊花、夏枯草泻肝火；石膏、黄芩清肺热；玄参、麦冬、石斛养阴；金银花、蒲公英、紫草、大青叶凉血解毒；竹叶、竹茹引热下行；升麻、柴胡引药力上达面部。功效：清热养阴，凉血解毒。主治性情急躁，皮脂较多，丘疹、脓疱密集的实证痤疮患者。

**一清胶囊** | 方中包括大黄、黄芩、黄连，与泻心汤组方相同。功效：清胃解毒。本方药力较为平和，主要适用于胃火炽盛，口周多起红疹、脓疱的痤疮患者。但与当归苦参丸一样，药力单薄，须和其他药物配合使用。

**3. 如果皮疹以结节、囊肿为主要表现者，可辨证选择以下中成药**

**当归苦参丸** | 方中当归养血活血；苦参燥湿清热。专治湿瘀互结，以结节、囊肿为主要表现的湿瘀互阻型痤疮。

**大黄䗪虫丸** | 方中重用多种活血破瘀之品，如䗪虫、虻虫、蛴螬、水蛭、干漆，配合大黄、桃仁以活血破瘀。药力峻猛，

蜜丸为峻药缓服。主治紫红、紫暗增生性皮损，久不消退，或痤疮炎症消退后遗留暗红萎缩性瘢痕者。

**血府逐瘀胶囊** | 气行则血行，方以桃红四物（桃仁、红花、熟地黄、当归、川芎、白芍）加牛膝养血活血。配合柴胡、枳壳、桔梗、甘草理气活血化瘀。功效：行气活血化瘀。适用于 | 度至Ⅳ度痤疮，表现为疹色紫黯。尤其适用于性情内向，多思虑，善忧伤，月经不调、乳腺增生等具气滞血瘀表现的患者，或者处于更年期的女性患者。临床使用时，多需要配合清热解毒、凉血、除湿等药，方堪重任。

**？**

解答 11
**我女儿才 10 岁，脸上就长小痘痘了，需要吃药吗**

这是一种在青春期体征出现以前发生的痤疮，属于青春期前痤疮，具有明显的遗传倾向。痤疮是青春期成熟的第一个体征，青春期前痤疮可以预测青春期痤疮的严重程度，如果在月经初潮前 3 年即出现大量粉刺性损害，以前额中部、鼻部和颏部为主，这类患者进入青春期后皮损常增多，炎症加重，可形成重度寻常痤疮。

如果出现这种情况，首先应根据病情控制饮食，按照"少糖、少油"的饮食原则，尽量少喝可乐、浓咖啡等刺激性饮品，少吃巧克力、奶油等高糖分食物，少吃油炸以及辛辣的食物，以免刺激皮脂过度分泌，同时，保持大便通畅并规律作息，不熬夜，尽量去除可能加重或诱发本病的因素。

可根据皮疹情况选择适当的外用药，最后再考虑内服中药，以避免服用过多苦寒药物对儿童脾胃造成损伤，甚至影响正常月经来潮。

## ? 解答 12
## 我都 40 岁了，还长痤疮，应该怎么治疗啊

痤疮只是在青春期才有吗？很多人认为痤疮就是青春期在脸上长的一些小痘痘，因而将其当成一种青春期的自然生理现象，认为过了青春期就会自行痊愈，其实并不完全如此，痤疮虽然俗称"青春痘"，但并不是青春期才有。痤疮多在进入青春期不久发病，但不能表明它就是青少年的"专利"。一些中年人因生活节奏加快，生活、工作压力大，女性生理周期改变以及饮食习惯不佳等因素导致脏腑功能失调而使体内血液毒素堆积，局部微循环不畅，同时，血液携氧和供养能力下降，皮肤细胞得不到充足的代谢能量而使得皮肤代谢活力下降，最终患上痤疮。

大约 90% 的人曾经患过痤疮。痤疮易发的年龄有两个阶段：一个是在青春期，另一个则是 40 岁左右。随着社会的发展，引起痤疮的原因越来越多，痤疮的发病年龄也发生了变化，

痤疮的发病群体现在已不局限于青少年人群。

青春期后患痤疮的患者，除了面部皮疹外，常伴有烦躁易怒、胸胁胀痛、月经先后不定期、月经血块多、经前皮疹加重等症状，可以参考肝郁气滞型以及冲任不调型痤疮进行诊治，治疗重点以疏肝解郁、调理冲任为主。常用药物：栀子（焦）、牡丹皮、柴胡、当归、赤芍、黄芩、陈皮、金银花、连翘、白术、茯苓、甘草；若肝郁化火伤阴，以阴虚内热为主要表现者，前方去柴胡、栀子（焦），加女贞子、墨旱莲等。中成药可以选择加味逍遥丸或健脾疏肝丸等。

**？** 解答 13
**我经常起痤疮，每次的位置都不一样，治疗方法一样吗**

根据中医理论，面部的不同区域与脏腑存在一定的相关性，在《黄帝内经》中就有关于面部分候脏腑的记载。《黄帝内经》记载："肝热病者，左颊先赤；心热病者，颜先赤；脾热病者，鼻先赤；肺热病者，右颊先赤；肾热病者，颐先赤"，即是说，额部应心、鼻部应脾、左颊应肝、右颊应肺、颏部应肾。目前有专家认为，病位在额部多与肺相关；在额部、眉间，甚至胸部的，多与心相关；在鼻、鼻颊沟、口周甚至延及背部的，多与脾胃有关；在颊侧甚至延及颈项两侧，多与肝胆有关；在下颌部的多与肾有关。因此，简单来说，如额头上长痤疮与上火有关，需要忌食油炸、肥腻的食物，治疗以疏风、宣肺、清热为主。如面颊上长痤疮，可能是由情绪不好、熬夜等诱发，因为情绪直接影响肝胆，肝胆经络经过面颊。情绪焦虑、月经来潮前紧张都会造成肝气郁积，治疗上以疏肝解郁为法。如下巴长痤疮，多是由吃辛辣、肥腻食物引起，治疗多以清利湿热、化痰软坚为主。

# 五

# 中医外治疗法

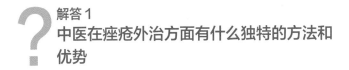

解答1
中医在痤疮外治方面有什么独特的方法和优势

中医在痤疮外治方面，有自己独到的优势，目前分为中药外用、针刺治疗、刮痧、穴位注射等。中药外用又分为内服中药渣煎汤外敷或熏洗、中药面膜、中药或中成药制成不同剂型外用等。

中医外治的优势在于方法多样，选择余地较多，操作过程相对简便，部分外治法易于掌握，患者自己在家就可以完成治疗，过程安全，不良反应少见，既可以单独外用，也可以结合内服药物治疗，以达到事半功倍的效果。

## 中药面膜有什么功效？如何使用？可以推荐几种简便配方吗

面膜是涂于面部皮肤上的一种可起特殊作用的外用化学原料药或化妆品，已成为皮肤美容、医疗美容、生活美容的常规用品，已走向医疗和家用市场，占化妆品种类的 20% 左右。

面膜按理化性质可分为硬膜和软膜；按剂型可分为剥离型面膜、美容面膜巾及膏状面膜；按功能可分为中草药面膜、化学药物面膜、植物面膜、矿物面膜、生物面膜及动物面膜；此外，还有电子面膜、稀土磁面膜、黄金面膜、果菜面膜等。

面膜具有保护皮肤、清洁皮肤、改善皮肤的功能，并且具有延缓皮肤衰老、保健美容的作用。其作用机制：涂于面部的面膜，形成一层薄膜，防止水分蒸发，使角质层膨胀，加强保湿，并使毛孔、汗腺扩张，皮肤表面温度升高，改善局部微循环，面膜内的化学原料药也易于透入皮肤。而且，面膜干燥后收缩，使皮肤保持张力，使其绷紧，有助于消除细小皱纹，清除皮肤内的分泌物和污垢。面膜可用于治疗损容性面部皮肤病，如痤疮、黄褐斑、酒渣鼻、过敏性皮炎、化妆品皮炎。针对糖皮质激素依赖性皮炎、面部红血丝等，经常使用可起到面部皮肤保健美容的效果。

中药面膜是将中药饮片粉碎过筛成粉后，根据配方剂量，混匀成为粉末，选择液体调剂成糊状，外用于面部涂敷的一种方法。根据功效可以分为清热解毒、消肿止痛、美白去印、保湿润肤等类型。使用中药面膜的优势在于，它可以根据皮损状态的不同，选择具有不同功效的面膜，尤其在清热消炎方面功效较好，药物从局部吸收迅速，可起到抗炎、抗感染的功效，减轻局部肿胀、灼热等不适症状，还可以控制油脂过度分泌。

面膜的使用方法也比较简便，将适量面膜粉放入干净容器中，如果是有清痘消炎功效的面膜，可以使用绿茶水或绿豆水调成芝麻糊状外敷，时间为15~20分钟，之后用清水清洗。如果是保湿美白类的面膜粉，则可用鸡蛋清、蜂蜜或者甘油进行调敷，起到美白保湿的作用，如果使用后，自觉有烧灼、刺激或瘙痒感，可能为过敏表现，应立即清洗，反应严重时需至医院就诊。

首先，介绍一下中药倒膜面膜，又称为硬膜，分为热膜和冷膜两种。热膜主要用于油性、黄褐斑及有瘢痕的皮肤；冷膜加入了清凉剂，用于痤疮、敏感皮肤、混合性皮肤。根据治疗需要，可加入各种功能性中药粉。基质成分：半水石膏55克，中药有效成分8克，纯化水37毫升。用时临时配制，取纯化水倒入橡皮碗内，徐徐加入石膏与中药混合粉，使其均匀地沉入溶液内，以表面看不到浮水、并可见少许粉末为度，在 1~1.5 分钟内，迅速搅拌均匀，使之呈糊状后即可使用。使用时用护纸保护眼、鼻、口腔，将制成的倒膜涂于面部，0.5~1 厘米厚，面膜迅速呈硬壳状，持续 30 分钟后，完整取下。

痤疮面膜含颠倒散（大黄粉、硫黄粉）、石膏粉，可用于皮脂分泌多的寻常痤疮；消炎面膜含藤黄、石膏粉，可用于炎症明显的丘疹性痤疮；收敛面膜含五倍子粉、石膏粉等，用于酒渣鼻、皮炎等；护肤面膜含茯苓粉、绿豆粉、石膏粉等，用于去皱纹、瘢痕等。

其次，介绍一下中药面膜：利用有增白、防腐、祛斑及消炎等作用的中药，以淀粉为基础，分别加水、蜂蜜、蛋清、牛奶、水果汁、蔬菜汁作为基质，调成糊状，涂于面部 20~30 分钟，每 2~3 日用 1 次，以达到美容治疗的目的。

痤疮中药面膜：薄荷、车前子、白菊花各 30 克，煎成浓药汁，去渣，加入绿豆粉，调糊状，涂在面部，保留 30 分钟。减皱面膜：柏子仁、菊花、桃仁、白芷、密陀僧各 10 克，共研细末，加蛋清调成糊状外用。增白面膜：天冬 20 克，白果 10 克，冬瓜皮 30 克，焙干，研细末，用蜂蜜调成糊状外用。

另外，还有较为常见的家庭食品面膜：利用天然食品做面膜，以达到美容保健治疗的目的，如蛋白面膜、蜂蜜面膜、水果汁面膜等。

下面给大家介绍几种常见的药用面膜，需要注意，药用面膜因组成药味较为复杂，如过筛不够细，容易使面膜粗糙，不好成膜涂匀。需要注意，自己制作的面膜可能会使皮肤出现药物刺激、过敏、毛孔阻塞问题。

 **痤疮面膜1**

【处方】大黄 60 克，硫黄、黄柏、白芷各 40 克，紫草、水蛭、天南星各 20 克。

【制法】取本方诸药，研极细粉，混合，过筛，即得。

【功用主治】清热解毒，消肿散结。用于寻常痤疮、酒渣鼻。

【用法用量】取药粉 5 克加入鸡蛋清 1 个，于干净器皿中搅匀即成痤疮面膜。每晚洁面后，用干毛刷蘸面膜均匀地涂于面部，干燥后取下，次日温水洗净。每日 1 次，6 次为 1 个疗程。

 **痤疮面膜2**

【处方】苦参、大黄、薄荷、黄芩、葛根、白鲜皮、杏仁、白芷、白及各 4 克，珍珠（水解）1 克。

【制法】取本方诸药，研极细粉，混合，过筛，即得。

【功用主治】清热解毒，消肿散结，祛斑增白。用于寻常痤疮、酒渣鼻。

【用法用量】取药粉按 10% 浓度用不同基质制成面膜，调敷面部。

## 祛斑面膜3

【处方】白附子、白芷、白芍各 50 克，白及 30 克，茯苓 40 克，冬瓜仁 90 克，山药、浙贝母各 100 克。

【制法】取上药研细末过 100 目筛，装入罐内，即得。

【功用主治】润肤消斑，祛皱美白。用于黄褐斑、痤疮、雀斑等。

【用法用量】取药粉 50~75 克，加入氧化锌粉 15 克，用适量纯化水、甘油搅成稀糊状，洁面按摩后，均匀涂于面部，使之形成一层药膜，40 分钟后洗净，每周 1 次。或将药粉加入各种面膜中用。

## 祛斑面膜粉

【处方】①紫草、当归、厚朴、丝瓜络、川木通、白茯苓、白僵蚕各 15 克；②当归、川芎、桃仁、红花、白术、白茯苓、沙参、防风各 15 克；③白芷、白茯苓、白蒺藜、当归、红花、白僵蚕各 10 克。

【功用主治】活血化瘀、润肤祛斑；用于黄褐斑、面部暗沉。

【制法及用法】研细末，制成面膜外用，或煎液制成面膜，或加入乳膏、乳液水相中制成外用药。

## 珍苓面膜

**【处方】**白茯苓 30 克，珍珠（水解）、山药（白）、淀粉（或绿豆粉）各 20 克，葛根 10 克。

**【制法】**取以上药材粉碎成细粉，混合，过筛，即得。

**【功用主治】**润肤美白。用于面部黑斑、黄褐斑。

**【用法用量】**取适量牛奶调做面膜，敷于面部，3 日 1 次。或加面膜基质制成面膜外用。

## 解答 3
### 针灸对痤疮治疗有什么作用，治疗过程是怎样的呢

针灸其实是两种治疗方法的统称，其中"针"代表针刺疗法，"灸"代表艾灸疗法。针刺疗法操作方便，经济安全，临床治疗痤疮疗效明显，深受患者欢迎。

针刺方法主要有锋钩针挑刺、梅花针叩刺、毫针取穴针刺等。临床根据患者的症状辨证之后，再根据虚实及所累及脏腑选择相应的穴位针刺。

针刺疗法中又有一种穴位放血疗法常用于痤疮的治疗，放血疗法是通过三棱针或粗毫针针刺某些穴位或体表小静脉（针刺部位需提前消毒）而放出少量血液的一种治疗方法。基于中医学"邪去正自安"的理论，放血可以使郁积的热毒

之邪外出，达到治疗痤疮的目的。常用穴位有大椎、委中、肺俞、耳尖、膈俞等。有些临床医师会选择在皮损严重的部位或周边放出脓血，达到局部消肿解毒的作用，这也是可以的，但这种方法的实施需要在临床医师的指导下进行，患者不可自己随意尝试，如果发生局部感染甚至留下瘢痕就得不偿失了。

还有一种特殊的针刺疗法——火针，是用火烧红的针尖迅速刺入穴内治疗疾病的一种方法，具有温经散寒、通经活络的作用。目前，亦被用于寒湿凝滞型痤疮的治疗，疗效显著。

所谓灸法，是指使用艾灸条或艾炷点燃后放置在穴位上或周围的一种治疗方法，又分为直接灸法和间接灸法，灸法主要是利用艾灸的热效应以及艾叶温经通络的药用作用来达到治疗目的，故对于身体比较虚弱、寒邪凝滞或痰湿瘀阻型的痤疮效果较好，如果本身属于湿热或是肺胃热盛型的痤疮患者，应尽量避免尝试这种治疗方法，这有可能使病情加重。

另外，还有梅花针、电针、腹针等一些针刺疗法，也都是要在临床医生进行辨证论治的前提下使用的治疗方法，患者可以到正规中医院或中医诊所，在医生的指导下进行治疗。

**?** 解答4
**什么是耳针？**
**对于痤疮治疗有帮助吗**

　　耳针是指用一定方法刺激耳穴，如将耳豆贴于耳部敏感穴位处进行较长时间的刺激，以期达到调节脏腑气血、疏通经络的目的。

　　具体操作：将表面光滑近似圆球或椭圆状的中药（多用王不留行子或小绿豆等）贴于0.6厘米×0.6厘米的小块胶布中央，然后将胶布对准耳穴贴紧并稍加压力，使患者耳朵感到酸、麻、胀或发热感。贴后，嘱患者每天自行按压数次，每次1~2分钟，每次贴压后保持3~7天。

　　常见的穴位有肺、胃、大肠、便秘点、三焦、内分泌、皮质下、神门、肾上腺及面颊等，临床还需根据患者具体病情不同临时取穴，耳针是一种经济实惠且比较简单便捷的治疗方法。

**?** 解答5
**刮痧、拔罐等一些传统疗法对痤疮有效果吗？**
**治疗过程是怎样的**

　　刮痧通过刮痧器具蘸取一定的介质，以相应的手法在体表进行反复刮动、摩擦，使皮肤局部出现"出痧"的变化，从而达到活血透痧的作用，具有简、便、廉、效的特点，临床应用广泛。临床可用于肺胃蕴热型、气血瘀滞型、痰瘀结聚型痤疮患者，疗效较好。

　　拔罐治疗本身具有很好的疏风散寒、解肌止痛作用，不过，针对治疗痤疮而言，较前面介绍的方法，临床使用更少一些，除穴位放血使用较多外，治疗痤疮本身用到拔罐治疗的情况较少。

# 第五章 名老中医开药方

# 病例1

　　小赵今年20岁，身高1.8米以上，是个阳光帅气的小伙子，唯一令他烦恼的是，从三四年前开始，脸上不断地冒出来许多小痘痘。开始的时候，小痘痘还是慢慢出现，有时候还能自行减轻，但是近来可就不老实了，不但长得越来越多，而且还出现不少"大包"，有的上面还有个大脓头。他觉得脸上出油越来越多，毛孔也好像比以前粗大了好多。这一脸的痘痘可真是让他犯了愁，为此没少用一些清洁用品，还向身边的朋友请教战"痘"心得，可都是收效甚微。

　　于是小赵来到医院，找到了陈彤云教授，希望在陈老这能好好吃药，治好这些痘痘，解决掉这个困扰自己多年的难题。

　　陈老在见到小赵后，除了认真地观察他脸上的情况外，还详细地询问了小赵的日常行为。陈老告诉小赵，他脸上的情况还是比较严重的，诊断为痤疮，也就是我们常说的青春痘。脸上有很多红色丘疹、结节及脓疱，伴小粉刺，而且脂溢明显，毛孔粗大。小赵嗜食辛辣及煎炸食品的饮食习惯，对他改善面部痤疮十分不利。陈老鼓励小赵要有信心和恒心，认真治疗，小赵和医生一起努力，治疗痘痘，只要有足够的付出，一定会有理想的回报。

　　陈老在观察小赵皮疹情况后，还仔细地查看了小赵的舌质、舌苔，专注仔细地号了小赵双侧的脉搏，询问了小赵大、小便情况，是否有口干、口渴的症状以及吃饭等情况。得知小赵平时容易出现口干、口渴、大便干燥、小便黄的症状，最后给小赵开出针对他病症的中药方剂。陈老告诉小赵，他这种情况属于中医的肺胃热盛证，要特别注意忌食辛辣、煎炸食品，平时加强面部清洁。最后陈老和小赵约好，认真吃药，2周后再见。

于是，小赵按照陈老的嘱咐，回家开始按时服药，并且真的注意改变了自己的饮食习惯。

很快2周时间过去了，小赵如约复诊，他高兴地告诉陈老，吃了药以后大部分皮疹都出现了消退的情况，仅仅有一处新发小丘疹。而陈老也肯定了小赵这2周中积极控制饮食的行为，再次仔细地给他号了脉，观察了舌象，知道小赵大便仍旧有些偏干后，在中药方剂中增加一味药，然后让小赵继续服用。仍旧是2周后再来复诊。

当小赵第三次到医院就诊时，他脸上的痘痘已经消退了绝大多数，而且并未见新发出来的痘痘，大便也变得通畅多了。他高兴极了，不断地向陈老表达谢意。陈老也替小赵高兴，并说这都是因为他配合得好。然后，陈老依旧专心地号脉、分析舌象，再次调整中药，不过，这回就减去了好几味中药。最后，陈老建议小赵再服一段时间中药，巩固疗效，并且把养成的良好饮食习惯保持下去。小赵表示一定认真执行好陈老的建议，让自己不再成为战"痘"一族。

这就是小赵战"痘"的故事。下面，让我们从专业的角度看看陈老是怎样帮助小赵解决青春痘烦恼的。

# 一诊

主诉｜面部反复起疹3~4年。

现病史｜患者三四年前，无明显诱因，开始于面部起疹，时轻时重，未予治疗，现逐渐加重。嗜食辛辣及煎炸食品。就诊时见面部散在红色丘疹、结节及脓疱，伴口干、口渴，大便干燥，小便黄。过敏史：无。家族史：无。

皮科情况｜面部散在红色丘疹、结节及脓疱，伴小粉刺，油脂溢出多，毛孔粗大。

舌象、脉象｜舌胖质红，苔白腻，舌中黄，脉弦数。

诊断｜中医：粉刺，肺胃热盛证；西医：痤疮。

立法｜清热解毒，利湿凉血。

处方｜桑白皮10克，枇杷叶10克，金银花20克，野菊花15克，茵陈20克，丹参20克，连翘20克，当归10克，苦参10克，虎杖20克，黄连10克，黄柏10克，决明子20克，山楂15克，大黄3克。水煎服，日1剂，连服14日。

调护｜嘱其忌食辛辣、煎炸食品，注意面部清洁。

# 二诊

药后大部分皮疹消退，仅一处新发小丘疹；大便干燥，近日又食辛辣，纳可；舌质红，苔白中黄，脉数。

前方加枳壳10克，日1剂，连服14日。余同前。

## 三诊

药后无新发皮疹。大便调，纳可，未食辛发之物，小便稍黄，夜寐可。舌质红，苔白中黄，脉数。

前方去枇杷叶、虎杖、决明子、山楂，继服14日。余同前。

## 分析

依照舌脉及一般情况分析，患者小赵年轻、生机旺盛，血热偏盛，阳热偏盛，火热上炎，壅于颜面，饮食不节，肺胃湿热，上蒸于面，发为皮疹。肺热肠燥，则大便干燥；上焦有热则口干、口渴；胃热消谷善饥则纳多；热移膀胱则小便黄。舌脉为肺胃热盛之征。方药治以清热解毒，利湿凉血。方中桑白皮、枇杷叶清肺热，金银花、野菊花、连翘清热解毒，茵陈、虎杖、黄连、黄柏清热利湿，丹参、当归凉血、养血、活血，决明子、大黄消导通便，全方共奏清热解毒、利湿凉血之效。用药后皮损减轻，但大便仍干燥，故二诊在方药中加枳壳以加强消积导滞之力，使胃肠积滞去、积热清。三诊时无新发皮疹，一般情况可，上方去枇杷叶、虎杖以缓和清热利湿之力，以免伤正气，大便已调，去决明子、山楂以减轻消导通便之力，继服14剂以巩固疗效。

# 病例2

　　小林是个 26 岁的大小伙子，从 4 年前开始脸上不断地出现小痘痘，有的很疼，有的容易破，有时候不知道为什么痘痘就特别严重，而有时候会无缘无故地减轻点。大家都说这是青春痘，没什么大不了的。可是最近却越来越严重，让他很是苦恼。周围很多朋友为他出谋划策，建议他找个医院好好看看。

　　机缘巧合，小林竟然挂到了著名皮肤科医生陈彤云教授的专家号，这使他对这次的就诊非常期待。

　　就诊当天，当看到陈大夫和蔼的面容时，小林原本有些焦虑和不安的心一下子就放松了许多。陈大夫仔细看了看小林的情况，认真细致地检查了小林的面部和前胸后背，详细地询问了小林的饮食习惯、作息等情况后，陈大夫告诉他脸上的痘痘就是西医学讲的痤疮，中医学称为粉刺，也就是大家平时说的青春痘，只要找到合适的方法是可以治好的！

　　听了陈大夫的话，小林顿时有了信心。然后，陈大夫给小林做了关于青春痘的简单介绍。有痘要早治，治比不治强。趁年轻时候治疗，皮肤修复能力好，可以减少后遗症。痘痘的成因通常分内因和外因，内因绝大多数是因为皮脂腺分泌油脂过量，大量而多余的油脂涌向皮肤表面，有的顺利到达体表，有的却因"交通"的阻塞而停滞在半途中。这些遇阻的油脂，在不同的情况下会发展成不同形式的皮损，表现为白头粉刺、黑头粉刺、丘疹、脓疱、结节及囊肿。一般来说，在度过青春期之后，皮脂腺分泌减少，青春痘应很快消失。但是事实上，有一些人在 20~30 岁仍受其所苦，他们极有可能是由以下内因所造成的：①内分泌失衡的问题，如果青春痘的续发部位一直停留在下颌和两鬓，那应调理内分泌；②消化系统的问题，包括便秘、习惯性腹泻、胃酸过多、溃疡等，会导致体内毒素堆积、废物无法正常排出，此时消化系统的反射部位——口周、法令纹两侧多会出现青春痘。

听了陈大夫的介绍和讲解，小林对自己脸上的痘痘有了比较全面的认识，对自己以后怎样去配合治疗也有了一定的认知，同时对治疗好自己的疾病有了很大信心。接下来，陈大夫就给小林完成中医后续的诊疗程序，观察并记录小林的舌苔和脉象，询问胃口、精神状况、饮食结构、大小便情况和睡眠质量等一系列问题，综合评估小林的身体健康状况后，依据收集的资料，给小林开出了适合他的中药汤剂，并且建议小林 2 周后再来复诊。

小林回去严格按照陈大夫的医嘱，认真吃药，调整生活习惯，改变日常不正确的饮食习惯和面部清洁方式。2 周后，脸上的痘痘果然少了很多。按陈大夫要求，小林 2 周后来复诊。陈大夫看到小林脸上的变化也很高兴，给了他充分的肯定，并且询问身体情况和以前有无变化，再依据小林的舌苔、脉象情况，调整了中药，要求小林继续服用，2 周至 1 个月后过来复诊。

　　小林继续按照要求，认真按时服药治疗。1 个月后小林的脸上比以前干净了许多，整个人都觉得精神了很多。当他第 3 次来到诊室找陈大夫就诊时，陈大夫看到他的变化，露出了会心的笑容。陈大夫再次给他号脉、看舌象，再次详细询问了生活情况、胃口等情况，并对他的中药进行了一些调整。然后对他说："非常感谢你对我的信任，能够很好地配合我的要求，咱们一起合作战胜了青春痘。接下来再继续服用中药巩固我们的治疗成果，坚持服用 2 周，我们的药物治疗就算完成了。希望以后还要继续现在的饮食、作息习惯，包括继续认真清洁面部，这样才能使治疗效果保持长久。"小林对陈大夫的话连连赞许，并且认真地表示一定严格控制自己的生活，不断地向陈大夫表示感谢。

　　下面我们看看小林的就诊记录及分析。


## 一诊

主诉｜面部反复起疹 3~4 年。

现病史｜患者三四年前，无明显诱因，开始于面部起疹，时轻时重，未予治疗，现逐渐加重。嗜食辛辣及煎炸食品。

就诊时见面部散在红色丘疹、结节及脓疱，伴大便干燥，口干渴，纳食多，小便黄。过敏史：无。家族史：无。

皮科情况｜面部散在红色丘疹、结节及脓疱，伴粉刺，脂溢明显。

舌象、脉象｜舌质红，苔白腻厚，脉滑。

诊断｜中医：粉刺，肺胃热盛证；西医：痤疮。

立法｜治宜清热解毒，利湿凉血。

处方｜桑白皮10克，枇杷叶10克，金银花20克，野菊花15克，连翘20克，茵陈20克，虎杖20克，黄连10克，黄柏10克，丹参20克，当归10克，决明子20克，山楂15克，大黄3克。水煎服，日1剂，连服14日。

调护｜嘱其忌食辛辣、煎炸食品，注意面部清洁。

## 二诊

药后大部分皮疹消退，仅个别处新发少量粟粒大小红色丘疹。大便干燥，近日又食辛辣，纳可。舌质红，苔白，脉滑。前方加厚朴10克，日1剂，连服14日。余同前。

## 三诊

药后无新发皮疹。大便调，纳可，未食辛发之物，小便稍黄，夜寐可。舌质红，苔白，脉滑。上方去枇杷叶、虎杖、决明子、山楂，续服 14 日。余同前。

## 分析

陈老给患者及学生进行了简单的讲解：粉刺是一种发生在毛囊皮脂腺的慢性炎症性皮肤病。因为其典型皮损能挤出白色半透明状粉汁，故称之粉刺。本病以皮肤散在分布的粉刺、丘疹、脓疱、结节及囊肿，伴皮脂溢出为临床主要特征。比较好发于颜面、胸、背等部位。多发生于青春期的人群，相当于西医的痤疮。小林所表现的皮肤情况，符合以上特征，所以，可以明确诊断是痤疮。

中医有本经典古籍《医宗金鉴》，是一本非常好的教材和学习用书。其中一篇记载道："此证由肺经血热而成，每发于面鼻，起碎疙瘩，形如黍屑，色赤肿痛，破出白粉刺，日久皆成白屑，形如黍米白屑，宜内服枇杷清肺饮，外敷颠倒散。"本例患者为青年男性，生机旺盛，血热偏盛，阳热偏盛，火热上炎，壅于颜面；饮食不节，肺胃湿热，上蒸于面，发为皮疹；肺热肠燥，则大便干燥；上焦有热则口干、口渴；胃热消食则纳多；热移膀胱则小便黄；舌脉亦为肺胃热盛之征。治以清热解毒，利湿凉血。方中桑白皮、枇杷叶清肺热，金银花、野菊花、连翘清热解毒，茵陈、虎杖、黄连、黄柏清热利湿，丹参、当归凉血、养血、活血，决明子、山楂、大黄通便，全方共奏清热解毒、利湿凉血之效。服药后皮损减轻，但大便仍干燥，故二诊在清热解毒、利湿凉血方药中加厚朴以加强消积导滞之力，使胃肠积滞去、积热清。三诊时无新发皮疹，一般情况可，前方去枇杷叶、虎杖，以缓和清热利湿之力，以免伤正气；大便已调，去决明子、山楂以减轻消导通便之力，继服 14 剂以巩固疗效。

# 病例3

　　小刘是一个美丽善良而又活泼开朗的女孩子，大学毕业后找到了一份很好的工作，后来又找到一位很喜欢她的男朋友，每天的工作生活都充满了朝气。可是最近三四个月，单位的工作特别忙，小刘每天在单位的事情总是满满的，常常不能正点下班，甚至回家后还要工作，继续"战斗"到通宵也是家常便饭。渐渐地，小刘发现自己每天的精力明显不够用了，经常忘记一些事情，更加严重的是，以前干净平整的面颊上，竟然开始出现一颗一颗的痘痘，而且越来越多、越来越严重。家人和小刘都特别着急，脸上的痘痘越来越明显，严重影响了小刘的心理健康。为此小刘特意来到医院皮肤科，找到陈老来看病，想解决掉这个困扰她的问题。

　　陈老见到小刘后，先是仔细观察小刘面部的皮肤情况和痘痘的各种表现，然后记录小刘的皮肤外观和伴随症状。随后，陈老问小刘，最近脸上出现的痘痘，她自己有没有发觉是什么因素引起的。小刘告诉陈老，她觉得是工作太忙太累之后脸上才开始出现痘痘。陈老听后，继续详细问询她的工作及生活状况，如目前她的生活作息情况，和之前的生活工作时间相比有没有发生变化，最近精神情绪方面有没有波动，饮食结构有没有变化，最近有没有特别爱吃的东西，或哪一种口味，有没有在最近更换过日用品或化妆品等。陈老对小刘的回答都做了详细的记录，还补充询问了小刘的个人情况，如大便、月经周期、睡眠质量的情况。最后陈老给小刘号了脉、看了舌象，完成了对小刘的中医诊断过程。之后，陈老对小刘的临床表现综合分析后，依据小刘的情况，给她开出了方药。小刘取药前，陈老特别向她强调，工作和生活的时间尽量保持规律，而且不要熬夜，争取每天早睡觉，提高工作时间内的效率。陈老还和小刘约好，自己将尽最大努力帮助她改善痤疮，小刘也尽最大努力去调节生活和工作，认真吃药，约好 1 个月后再见。

很快 1 个月就过去了，当小刘再次来到诊室见到陈老时，脸上是充满了笑容的。她觉得自己的脸比以前干净了很多，自己回去后，认真执行陈老的建议，严格遵守时间，没有一次熬夜，认真吃药，很快，脸上的痘痘就有一些开始消退。她说，自己的心情一下子就得到了很好的改善，变得更有信心，更加积极去配合治疗，希望自己能更快点儿好起来。陈老也为小刘感到高兴，对小刘能够认真执行医嘱给予了充分肯定，给小刘完成了第 2 次诊疗。询问小刘这 1 个月的变化，记录病情，观察舌脉情况，调整中药，让小刘继续坚持目前正确的生活工作作息时间，并且按照调整后的中药继续治疗，约好 2 周后见。

当小刘第 3 次进入陈老的诊室时，我们看到了笑容更加灿烂的她。她说，自己脸上的痘痘比以前减少了 90%，自己非常高兴，特别感谢陈老。陈老也很高兴，并且表示要对其他患者提出向小刘学习的口号，因为小刘认真听话，很好地完成了医生布置的任务，积极配合，才达到了理想的效果。

陈老再一次对小刘问诊，了解她的最新变化，号脉，看舌象，最后调整中药方剂，让小刘再巩固 2 周，之后就可以不用吃中药了，但是，还要坚持目前的工作生活状态，不要打乱现在的平衡，避免疾病复发。小刘表示，一定按照陈老的要求，严格遵守作息规律，好好守住目前的胜利果实。

下面我们来看看小刘 3 次就诊记录。

## 一诊

主诉｜面部反复起疹 3 个月余。

现病史｜患者于 3 个月前开始于面部起疹，逐渐增多。就诊时见：颜面部可见较多密集丘疹、粉刺，纳食可，小便时黄，大便正常，夜寐安，余无不适。过敏史：无。家族史：无。

皮科情况｜颜面部较多密集丘疹、粉刺，皮疹粟粒至米粒大小，部分丘疹上伴有脓头，皮脂溢出较多。

舌象、脉象｜舌质红，苔白厚，脉弦数。

诊断｜中医：粉刺，湿热蕴结证；西医：痤疮。

立法｜清热化湿，解毒散结。

处方｜夏枯草 15 克，金银花 20 克，连翘 20 克，茵陈 20 克，丹参 20 克，黄连 10 克，黄柏 10 克，野菊花 15 克，虎杖 20 克, 土茯苓 20 克, 决明子 15 克, 荷叶 15 克。水煎服, 日 1 剂, 连服 28 日。

## 二诊

药后症减, 脓疱减少, 油脂溢出减轻, 粉刺大部分消退; 二便调; 舌质红, 苔白, 脉数。前方加当归 12 克, 苦参 12 克, 日 1 剂, 连服 14 日。

## 三诊

药后症状减轻明显, 无新发皮疹, 无粉刺、无脓头; 二便调; 舌质红, 苔白, 脉数。前方去野菊花、虎杖、荷叶, 续服 14 日。

## 分析

患者体质偏阳、偏热, 近期工作劳累, 阳热壅盛, 热性炎上, 壅于颜面, 肺经风热与血热相搏, 入于肺窍, 致使面部粟疹鲜红而发病; 湿热熏蒸则皮脂溢出较多; 热移膀胱则小便时黄; 舌脉均为肺经风热、湿热裹结之征。故临床多清热化湿, 解毒散结。自拟处方清热化湿, 解毒散结。方中茵陈、黄连、黄柏、虎杖清热燥湿; 金银花、野菊花、连翘、决明子清热解毒; 夏枯草、连翘散结消肿; 虎杖、土茯苓、荷叶利水渗湿;

丹参凉血活血；全方共奏清热化湿、解毒散结之效。湿热蕴结，致气血郁滞，湿热蕴久，耗伤阴血，故二诊在清热化湿、解毒散结方中加养血活血之品，使湿热清、郁结散，助机体清湿热毒邪，调畅气血，皮损渐愈。三诊皮疹大部分消退，故去野菊花、虎杖、荷叶等，减少清热解毒利湿之品，以免药物过于寒凉，伤脾胃之正气。

# 病例4

有一次，陈老像往常一样准时准点地来到诊室，布置好诊桌，放好脉枕，准备好处方，开始了一天的门诊。开诊不久，门外缓缓地走进来一个清瘦俊俏的女孩子，她皮肤白皙，就是鼻子通红，鼻子旁边还有很多红色的痘痘。从挂号条的信息得知，女生叫小柴，28岁。

小柴从诊室门口走到诊桌边坐下后，抬起头来向陈老微笑致意，刚要开口说话，陈老就冲小柴微微摆手说："我来先问问你好吗？"小柴点点头，陈老接着说："脸上的痘痘是不是起很长时间了，这种红痘痘是不是总是在鼻子和鼻子周围起，是不是一吃辣的就发起特别厉害？还有，是不是爸爸或者妈妈以前也长过呀？"小柴很是惊讶，用充满疑惑的眼神望着陈老，陈老说得完全正确，好像陈老是跟自己生活在一起一样，她甚至忘记回答陈老的问题。

陈老微笑着说："我从你一进门，看到你脸上的情况，就估计出你的病情了。你的皮肤很白皙，但是，就是在鼻子和鼻子旁边有痘痘，而且鼻子也很红。你这种情况就是我们常说的玫瑰痤疮，是一种比较常见的皮肤病。"

小柴听了之后点点头，向陈老简单讲述了自己疾病的经过：大概在自己十五六岁的时候，鼻子开始慢慢地出油比较多了，渐渐地鼻子出现了微微发红的情况，有时候还会在鼻子上起小痘痘，有时候痘痘甚至还会疼，或者在洗脸的时候自己破掉。由于学习紧张，自己也没有太在意这种情况，并且爸爸妈妈曾告诉她，他们年轻的时候也长，这是正常的，所以自己对痘痘的事情也就顺其自然了。但是到了大学以后，自己比较喜欢吃辛辣和甜的食物，加上有时候会熬夜，所以，鼻子上面和鼻子周围的痘痘就开始越来越多了。一直到现在，都 28 岁了，还是这样。现在小柴觉得脸上的情况已经严重影响了自己的生活，工作上也无法集中精力去全身心投入，心情受到极大困扰。小柴说："目前我已经被这病折磨得连上班的心思都没有了，请您帮帮我！"

陈老仔细听完小柴的叙述后，再次认真地观察她脸上的情况，还详细地询问了一些小柴的日常行为，在确定小柴没有其他疾病，并且没有药物及食物过敏史后，陈老对小柴说道："听了你的介绍，再结合你皮肤的情况，我觉得我给你玫瑰痤疮的诊断是正确的，我个人是有信心帮助你解决问题的，但是我希望你能积极地配合，因为，根据你的病情，你的治疗周期可能比较长，估计 3 个月。你要和我一样，在整个这 3 个月的治疗过程中，一直有信心，坚信通过我们一起的努力是可以把它治好的。"小柴也很积极的回应了陈老，表示会积极配合。

接着，陈老继续收集她所需要的临床资料，仔细地查看了小柴的舌质、舌苔，号了小柴双侧的脉象，询问了小柴的大、小便情况，了解了是否有口干、口渴及食欲等信息，最后开出了适合小柴的中药方剂。陈老叮嘱小柴:"先吃1周中药,如果没有不舒服可以继续照方抓药,坚持吃到1个月后再来复诊。"最后,陈老再次强调并且鼓励小柴,要有信心和恒心,认真积极地配合治疗,一定会有满意的回报。

很快,1个月就过去了。小柴面带微笑再次来到诊室,欣喜地告诉陈老,自己鼻子上的痘痘已经逐渐减少了,并且心情也得到很好的改善,更有信心配合治疗,希望自己能快点好起来。陈老继续鼓励小柴,告诉她:"我们再接再厉,乘胜追击,在大家的共同努力下,一定会取得更大的胜利。"随后,陈老继续辨证分析,适当调整了小柴的中药,让小柴再服用1个月。

当小柴第3次走进诊室的时候,我们发现她脸上的红鼻头基本消失了,取而代之的是充满自信的微笑和发自内心的喜悦。"可以看出来,你非常听话,所以皮肤才会改善得这么好。现在,是不是每天都很高兴,工作时也有精神了吧?"陈老高兴地问道。小柴说:"真的非常感谢您,多亏您的帮助我才能有今天的样子。"陈老感慨道:"你的功劳也很大呀,能够积极配合我们,中药才能发挥更大的作用。现在我们再趁热打铁,巩固我们的战果。"陈老最后又给小柴调整了方子,小柴临走时,陈老再三叮嘱:"若这次吃完中药,皮损没有什么反复,坚持吃1个月就可以不用再来了,但是,一定要继续控制饮食,不能再总吃以前喜欢的那些辛辣和过甜的食物,这样才不容易复发。要保卫我们的胜利果实,希望我们不要在诊室里再见面了。"小柴临走时再三向陈老表示感谢。后来我们真的没有再见到小柴来就诊，也是由衷地为她高兴。

下面我们看看小柴的就诊记录及分析。

# 一诊

主诉｜鼻部反复起疹 13 年余。

现病史｜患者于 13 年前开始出现鼻部潮红，伴有脂溢，未予重视。10 年前加重，饮食辛辣后易加重，此后皮疹间断发作，鼻部及鼻旁为主要部位。就诊时见：鼻部潮红充血，鼻部及鼻旁面部红色丘疹、脓疱，米粒大小；纳食可，小便时黄，大便正常，夜寐安，余无不适。过敏史：无。家族史：父母均曾患痤疮。

皮科情况｜鼻部潮红充血，鼻部及鼻旁面部较多米粒大小的红色丘疹、脓疱，皮脂溢出较多。

舌象、脉象｜舌质红，苔白，脉滑。

诊断｜中医：面游风，肺经湿热证；西医：玫瑰痤疮（酒渣鼻）。

立法｜清肺化湿，解毒。

处方｜桑白皮 10 克，枇杷叶 10 克，茵陈 20 克，土茯苓 20 克，虎杖 20 克，黄连 10 克，黄柏 10 克，野菊花 15 克，夏枯草 15 克，金银花 20 克，连翘 20 克，决明子 15 克，荷叶 15 克，丹参 20 克。水煎服，日 1 剂，连服 30 日。

调护｜嘱其忌食辛辣、煎炸食品，调情志。

## 二诊

药后症减，药后丘疹、油脂溢出减轻；二便调；舌质红，苔白，脉滑；前方去丹参，连服 30 日；医嘱同前。

## 三诊

药后症减，药后无明显新发皮疹；二便调；舌质红，苔白，脉滑；上方去枇杷叶、茵陈，续服 30 日；医嘱同前。

## 分析

方中桑白皮、枇杷叶清肺热，茵陈、土茯苓、黄连、黄柏、虎杖清热燥湿；金银花、夏枯草、野菊花、连翘、决明子清热解毒；荷叶利水渗湿；丹参凉血活血；全方共奏清肺热化湿之效。二诊皮疹改善，去丹参。三诊皮疹进一步改善，无明显新发皮疹，上方去枇杷叶、茵陈等以缓和清热利湿之力，以免伤正气。

# 病例5

　　小崔本是一个乐观开朗的女孩，她的笑容总能感染周围的人们，但从两年前开始，朋友们就很少见到她的笑脸了，取而代之的是一副大大的口罩，无形中拉远了她与周围人的距离。对此，小崔也十分苦恼，她并不喜欢戴口罩，但是脸上不断冒出的小痘痘使她越来越不自信，越来越羞于见人。两年间，她没有间断过治疗，吃药、外用药、光照等方式她都有尝试过，但效果总是不太理想，脸上的痘痘起起落落，不但没有完全治好，部分还变成了大的结节，洗脸时碰到都会疼痛难忍。

　　几经辗转，小崔来到了中医院陈老这里。陈老初次见到小崔，看到这样一个十分清瘦的女孩，戴着大大的口罩也无法遮掩眉间的愁容，很是心疼。陈老让小崔摘下口罩，仔细观察了她脸上的情况，并详细询问了她平时的生活、工作环境后，对小崔说："孩子，你的痤疮虽然严重，但它是可以治愈的，如果你自己内心失去了希望，那可就真的不好治了，给我的同时也给你自己一些时间，咱们认真服药，把你的生活习惯再改一改，拿出信心与恒心，你的病是一定会治愈的。"陈老的一席话湿润了小崔的眼眶，也给了她勇敢面对疾病的勇气。

　　陈老观察小崔脸上密集的丘疹，波及双颊、口周，部分皮损呈绿豆大小红色结节，有触痛，可见脓疱。平时小崔学习紧张，时常熬夜，还喜欢吃辣的食物，这些无疑都加重了她的病情。陈老在观察了小崔舌象，号了脉后，告诉小崔，她的情况并不复杂，属于中医学的肺胃湿热证，治疗期间尤其要注意饮食、休息，加强面部清洁；此外，还要调节自己的心情，乐观面对生活。就这样，陈老给小崔开了两周的中药，嘱咐她按时服药，2周后再来复诊。

2周后再见到小崔时，虽然她还戴着口罩，但眉间的愁云已经不见了，自信的笑容洋溢在脸上，我们可以明显感觉到她心态上的变化。她高兴地告诉陈老，吃了药以后脸上的红肿结节明显消退，按着已经不疼了，这2周她适当地增加了户外运动，也没有再吃辣的食物。陈老对小崔的变化很是欣慰，夸奖她认真、听话，在观察了她舌象的情况、号了脉之后，对前方略作加减，让小崔继续服用2周，然后再来复诊。

2周很快便过去了，当小崔再来复诊的时候，大家都惊讶于她的表现，这次她没有戴着口罩，自信的笑容同样洋溢在她的脸上。陈老观察她脸上绝大多数的痘痘已经消退了，只剩下一些暗褐色的色素沉着，散在几处新发粉刺，原有的结节也消退了。面对小崔不停地感谢，陈老也很高兴，不仅仅是因为收到了患者的感激，更多的是因为看到这样一位青春的少女再次绽放了活力。陈老安抚了一下激动的小崔，再次给她看了舌象、号了脉，对前方略作加减后，建议小崔再服14剂以巩固疗效，并再三嘱咐她一定保持良好的起居、饮食习惯，莫让病情再复发。小崔也笑着承诺，绝不辜负陈老的一片苦心。

小崔的治疗告一段落，那让我们一起来看看陈老是怎样让这位少女摆脱口罩，再次绽放笑容的。


## 一诊

主诉｜面部反复起疹 2 年。

现病史｜2 年前面部起小红疹，无明显痛痒不适，后逐渐增多，累及双颊、口周，时有绿豆大小红色结节，触痛；纳可，眠晚；大便干，2 日 1 行。过敏史：无。家族史：无。

皮科情况｜面颊可见多数绿豆大小红色结节，有炎性红晕，密集成片分布，前额、口周散在少许。

舌象、脉象｜舌红，苔白，脉滑。

诊断｜中医：粉刺，肺胃湿热证；西医：痤疮。

立法｜清热利湿，解毒散结。

处方｜金银花 30 克，连翘 30 克，夏枯草 15 克，虎杖 20 克，白花蛇舌草 20 克，北豆根 6 克，黄连 10 克，黄柏 10 克，茵陈 20 克，丹参 20 克，决明子 15 克，侧柏叶 15 克，荷叶 20 克，大黄 3 克。水煎服，日 1 剂，连服 14 剂。

调护｜嘱其局部忌挤压、搔抓，忌食辛辣油腻及甜食。


## 二诊

药后皮疹红肿明显减轻，部分皮疹消退，双颊结节性皮疹色暗变硬，无压痛；纳可，大便干，2日1行；舌红，苔白，脉滑。前方加当归6克，川芎6克，日1剂，连服14日。余同前。

## 三诊

药后皮疹大部已消，偶有新发粉刺，双颊结节已消退，尚有色素沉着；纳可，便调；舌红，苔白，脉滑。前方加山楂15克，玫瑰花15克，日1剂，继服14日。

## 分析

患者小崔年少，正处于生机旺盛之时，火热偏盛，又饮食不节，运化不利，脾胃运湿不利，日久化热，湿热与肺火相合，上灼于面，故面部红疹、硬结多发；大便干、舌红、苔白、脉滑，乃脾胃湿热、运化不利之象，证属肺胃湿热。故用茵陈、虎杖以清热利湿；连翘、夏枯草以解毒散结；金银花、白花蛇舌草以清肺热解毒，黄连、黄柏以清热燥湿；共奏清热利湿、解毒散结之功。二诊，皮疹红肿明显减轻，部分皮疹消退，双颊结节性皮疹色暗变硬，故在清热利湿、解毒散结基础上，加当归、川芎以活血化瘀。三诊，皮疹大部已消，双颊结节已消退，上方加用山楂、玫瑰花以增强活血理气之功。

# 病例6

    陈老门诊时遇到过一位"老病号"，是一位 18 岁的花季少女，叫小蔡，活泼开朗，笑靥动人。这位女孩是和她母亲一起来的，她们说这次来不是为了看病，是专程来感谢陈老的。女孩脸上的痘痘不仅没有复发，也考上了心仪的大学，母女对陈老的感激之情溢于言表。陈老想起，这个活泼的小姑娘是她一年前的一位痤疮患者，面对关系这么要好的母女俩，陈老很是欣慰，谁能想象一年前的她们总是针锋相对，吵个不停的样子呢。

    小蔡第一次来陈老这里就诊的时候，情绪很不好，对治疗也有些抵触，一直埋怨是母亲的错误处理才让自己变成这个样子的；而她母亲则一直强调说她做的一切都是为了小蔡好，是小蔡平时自己不注意才让病情加重的。陈老笑着安抚母女俩，她先是观察了小蔡的面部皮疹，可以看到颜面部油脂分泌较多，可见散在的红色丘疹、结节，少数脓疱，伴疼痛，部分皮疹可以见到破溃结痂。然后，陈老向她们进一步询问了一些详细的情况，原来，小蔡是一名高三的学生，学习一直名列前茅，但由于功课很紧，自己也很要强，所以时常学习到深夜；由于压力大、睡眠不规律，脸上逐渐长出了许多红色的小痘痘，还冒了脓头。爱美的小蔡十分苦恼，每次洗脸时都要对着镜子挤一挤，母亲见此，便带着小蔡去了一家美容院做了面部清理，没想到，此后小蔡脸上的痘痘越起越重，一些清理过的痘痘甚至变成了硬结，一碰就疼。这件事成了母女俩之间矛盾的导火索，小蔡变得急躁易怒，总和母亲吵架，母亲为此也感到十分委屈。后来，听邻居说他们家孩子在陈老这里治好了脸上的痘痘，这才拉着不情不愿的小蔡过来就诊。

陈老听过母女俩的描述后，心中有如明镜，便告诉小蔡要放平自己的心态，试着理解母亲的苦心，注意好自己的饮食、起居，尤其要管住手，不去挤脸上的痘痘；嘱咐孩子的妈妈也要注意，小蔡正处于一个敏感的时期，情绪本就紧张焦虑，作为母亲要时常倾听孩子的想法，与孩子进行平等的交流，不要过多地去命令孩子。在劝解了母女俩后，陈老便根据小蔡的舌象、脉象及一般情况开具处方，让小蔡规律服药，2周后再来复诊。

2周后小蔡来复诊，因为妈妈有工作推不开，小蔡是自己一个人来的，她说，吃了陈老的药以后，脸上的痘痘已经轻多了，这两周只有少数几个新起的痘痘，自己也注意没有再去挤，只是大便还有些不通，早晨起来后会有些口气。陈老在了解了她舌、脉等情况之后，在原方基础上加了2味药，让小蔡2周后再来复诊。小蔡拿到方子后，并没有马上离开，犹豫了一下后，便对陈老说，她自己很内疚，意识到不该对母亲发脾气，自己也有意识地克制了，但有时还是忍不住，她很困扰。陈老安慰她，这是疾病发展的一个过程，自己不要过于紧张焦虑，妈妈对女儿一定会理解和包容的，只要慢慢调整自己的心态，配合用药，相信你一定会变回原来那个乖巧的孩子的。

2周时间转眼便过去了，当小蔡挽着妈妈的手臂走进诊室的时候，陈老开心地笑了，对有些害羞的小蔡说道："孩子，我知道你一定可以做到的。"陈老发现小蔡脸上的痘痘已经基本上退干净了，可见少数淡褐色的痘印，这期间也没有新起的痘痘了。不过，由于学习紧张，睡眠仍偏晚，嘴里起了口疮，而且，大便次数有点多了。陈老便结合她的舌象、脉象，对前方略作加减，嘱咐小蔡，再用药 14 剂以巩固疗效，并注意劳逸结合。最后陈老还拉着小蔡的手，祝愿她能考上心仪的大学。

让我们一起看看陈老是怎么给小蔡治疗的。

## 一诊

主诉｜面部起疹 3 个月余。

现病史｜3 个月余前，面部散在红色小丘疹伴脓头，曾于美容院行针清治疗后，皮疹逐渐增多，可见结节，压痛；月经后期，量多，有血块；纳可，眠晚；大便日 1 行，质略干。过敏史：无。家族史：无。

皮科情况｜面部脂溢，可见散在的红色丘疹、结节，少数脓疱，部分皮疹可以见到破溃结痂。

舌象、脉象丨舌红，苔黄，脉弦数。

诊断丨中医：粉刺，肝郁气滞证；西医：痤疮。

立法丨疏肝解郁，解毒散结。

处方丨柴胡 10 克，当归 6 克，川芎 6 克，白芍 30 克，茵陈 20 克，连翘 20 克，野菊花 10 克，浙贝母 10 克，茯苓 10 克，白术 15 克，甘草 6 克，丹参 20 克，郁金 15 克，泽兰 15 克；水煎服，日 1 剂，连服 14 剂。

调护丨嘱其忌挤压、搔抓皮损局部，忌食辛辣、油腻及甜食。

## 二诊

药后皮疹较前减轻，散在结节较前变软变淡，无压痛；晨起无口气，纳可，大便不畅，质干；舌红，苔黄，脉弦数。前方加大黄 4 克、石膏 30 克，日 1 剂，连服 14 剂。

## 三诊

药后皮疹大部分消退，无明显新发粉刺，少数色素沉着；偶起口疮，纳可，大便日 3 次，质稀，无腹痛。舌红，苔薄黄，脉弦。前方去大黄，加黄连 6 克，白术改为炒白术，日 1 剂，继服 14 剂。余同前。

# 分析

　　患者小蔡平素情志不遂，忧思恼怒伤肝，肝失疏泄，气滞日久化火，血行不畅，阴不制阳，火毒郁于颜面而发粉刺。陈老认为，女子以血为本，肝体阴而用阳，肝气易郁为患，郁久化热，肝火上炎面部，而成肝火上炎之象。治宜疏肝解郁，清热利湿，故方用柴胡疏肝解郁；当归、川芎、白芍养血和血，柔肝理气；茵陈、连翘、野菊花、浙贝母清热利湿、解毒散结；丹参、郁金、泽兰养血活血调经，茯苓、白术、甘草健脾益气，非但能实土抑木，且能使营血生化有源。患者二诊时，皮疹减轻，结节逐渐消退，情绪较前改善，但大便质干不畅，晨起口气，故在疏肝解郁、解毒散结基础上，加石膏、大黄以泻热通便。三诊时，面部皮疹已大部分消退，无新发，大便次数增多，时起口疮，故上方去大黄，白术改为炒白术以实脾止泻，加黄连以清心泻火。

# 病例7

　　小亚是财经大学的高才生，学习成绩优异，毕业后也顺利找到了工作，在一家大型企业做销售。从校园步入社会后，小亚感觉自己的世界发生了巨大的变化，工作的压力、人际关系以及组建家庭的负担等问题扑面而来。过年回家，还被七大姑、八大姨团团围住，询问工作、工资、车子、房子、对象的事儿，怎一个"烦"字了得！

　　细心的妈妈看到儿子光滑的脸上逐渐冒出一个接一个的小红包，很是着急，时常催促小亚去看医生，早点治疗。小亚自己一直也没有在意，只是说工作忙、太累了，有些上火，等不忙了歇一歇就能好。然而，小亚一直没能找到机会休息，脸上的痘痘也越来越重，母亲四处寻医问药，最后经同事们介绍，觉得应该吃中药调理一下。于是，母亲就带着孩子来中医院就诊，找到了陈老。

　　陈老初次见到小亚，未等他开口便对学生们说："小伙子肯定是个脾虚证，你们看他整个人，看上去有些虚浮，还一脸倦容，面色也不好，脸上油汪汪的，粉刺大部分都长在口周，我猜他昨天又熬夜了。"随后，陈老转过身，笑着问小亚，"昨天熬夜了吧，小伙子？"小亚惊异于陈老的判断，主动地描述了他最近的生活和饮食情况。原来，小亚最近工作特别忙，总是加班加点，已经不止一天工作到深夜了，每天睡眠的时间不足 5 小时，昨天晚上刚把一个项目完成，也算可以结束自己这一阶段的熬夜生活了，才有时间来医院看病。陈老观察小亚脸上油脂分泌较多，面颊、口周散见淡红色的丘疹、小脓疱，可见黑头粉刺，胸背部也可见同形皮疹；平素饮食不规律，饥一顿、饱一顿，大便秘结，数日一行。陈老又仔细地给小亚号了脉，观察了他的舌象，给他开了 2 周的中药，嘱咐他最近这阶段要规律服药，按时吃饭，不熬夜，2 周后再来复诊。

小亚回去后，按照陈老的要求，做到每天 9：30 睡觉，一日三餐也都严格按照时间规律饮食，早、晚饭后 30 分钟左右喝汤药，就这样坚持了 2 周，小亚明显感到自己的精神越来越好，脸上的痘痘也起得不那么凶了，有些已经变平，变成了红印。陈老看到小亚的变化，很是欣慰，也很高兴能在年轻人身上看到该有的精气神。陈老仔细地询问了小亚这 2 周的身体状况，并结合他的舌象、脉象，对前方做了微调。嘱咐小亚继续服药，期间仍要保持良好的饮食、作息习惯，20 天后再来复诊。

当小亚第 3 次来到诊室时，脸上的痘痘已经基本上退干净了，面色也好了很多，再配合上一身整洁的西装，看上去很是精神，陈老夸奖他是"小精英"，小亚对陈老也是万分感激。陈老详细地给小亚号了脉、看了舌象，依据他的生活情况、饮食、二便等因素，给他的中药进行了简单的加减，嘱咐小亚再喝 20 剂汤药以巩固疗效，在以后的生活中，合理规划自己的时间，不仅工作要努力上进，更要做一个身体健康的人。

接来下我们看看陈老怎样帮助小亚的。

# 一诊

**主诉**｜面部起疹半年余。

**现病史**｜半年余前面部起淡红色皮疹，未予重视，后皮疹逐渐增多，累及胸背，可见脓头；纳少，不规律，眠晚；大便秘结。过敏史：无。家族史：无。

**皮科情况**｜面部脂溢，面色萎黄，面颊、口周、胸背散见淡红色的丘疹，部分可见脓疱，散见黑头粉刺。

**舌象、脉象**｜舌淡，边尖红，胖大齿痕，苔黄腻，脉滑数。

**诊断**｜中医：粉刺，脾虚湿蕴证；西医：痤疮。

**立法**｜益气健脾，利湿解毒。

**处方**｜薏苡仁 30 克，白扁豆 10 克，山药 15 克，枳壳 10 克，茵陈 15 克，连翘 15 克，栀子（炒）10 克，黄芩 10 克，黄柏 10 克，茯苓 15 克，白术 15 克，大黄 4 克，侧柏叶 20 克，焦山楂、焦神曲、焦麦芽各 15 克，砂仁 6 克，佩兰 10 克。水煎服，日 1 剂，连服 14 剂。

**调护**｜嘱其忌挤压、搔抓皮损局部，忌食辛辣、油腻及甜食。

## 二诊

服药后皮疹较前减轻，部分皮疹消退，可见淡红色痘印，面颊仍脂溢，散在少数脓疱。纳可，大便不畅，质干。舌淡红，齿痕，苔黄腻，脉滑。上方生白术加量至30克，去焦山楂、焦神曲、焦麦芽，加荷叶15克，日1剂，连服14剂。

## 三诊

服药后皮疹基本消退，无明显新发粉刺，有少数色素沉着，面部脂溢减少。纳可，大便每日1~3次，质稀黏；舌淡红，齿痕，苔白厚，脉滑。前方去大黄，加冬瓜皮10克；去侧柏叶、荷叶，加当归6克，川芎6克。日1剂，继服14剂，余同前。

## 分析

小亚平素起居无常，忧思过度，加之饮食不节，致脾失健运，水液不得运化，聚而成湿，蕴而生热，上蒸颜面而成本病。治以益气健脾，利湿解毒，故本方用薏苡仁、白扁豆、山药、白术健脾益气、利湿解毒；以枳壳、焦山楂、焦神曲、焦麦芽消食导滞、行气宽中；茵陈、黄芩、黄柏清热利湿；连翘清热解毒；栀子（炒）清心除烦；侧柏叶凉血利湿；加大黄以泻热通便；佩兰、砂仁、茯苓以宣上、畅中、渗下，分消走泄。患者二诊时，皮疹较前减轻，饮食略改善，但仍有面部油脂分泌过多的问题，大便质干不畅，故上方去焦山楂、焦神曲、焦麦芽，加荷叶，以加强利湿控油之功，白术加量至30克以增健脾通便之效。三诊时，面部皮疹基本消退，无新发，面部脂溢减少，可见淡红色痘印，但大便次数增多，质稀黏，故上方去大黄，加冬瓜皮以清热、利湿、实脾，去侧柏叶、荷叶，加当归、川芎以养血和血。

# 病例8

　　小李今年 22 岁，是位大四的女生，正面临着毕业考研的压力，在经历了无数个熬夜复习的日子后，曾经娇嫩白皙的脸上如雨后春笋般冒出了许多的小痘痘。她的脸上总是一块一块红红的，皮肤变得很敏感，痘痘的形状也是大小不一。俗话说"病急乱投医"，内外交困的她尝试过很多方法，买了各种各样的祛痘洗面奶、面膜以及面霜，也去过美容院做过面部清理，钱花了不少，脸上痘痘的生长却从没有过停歇，有时反而会让脸变得又痒又红，总想去抓、挠和挤压。皮肤的状态一度让小李很着急，也很自卑，马上面临面试了，这个样子怎么有自信去面对面试官呢。慢慢地，小李认识到当前的皮肤问题不仅仅是靠自己就能解决的了，而是需要医院的正规治疗。于是，一次偶然的机会让小李找到了陈老。

　　应诊时，陈老仔细地观察了小李的皮肤状态：面部油脂的分泌非常旺盛，尤其在额头和鼻周部，总是油亮亮、没洗干净的感觉；面颊和下巴上有很多红色的痘痘，有些上面有小白脓头，也有一些跟皮肤一样颜色的闭合粉刺。查看舌头，有一些瘀斑，舌下的血管也有些粗大、紫暗。陈老随即问了小李月经的情况，原来，令她苦恼的不仅有痘痘的问题，最近几个月连月经也变得不太正常，不是提前几天就是错后几天，月经量也比之前有所减少，同时，还出现了痛经的症状。

痘痘像是在预示一般，总是在月经前疯狂地出现，月经结束了，痘痘也慢慢地消退了。

陈老在了解了小李的情况之后，并没有着急给她处方用药，而是先给她做起了思想工作，告诉她要认识到现在的问题。其实，这是一种正常的生理问题，建议她要保持乐观愉快的情绪，避免情绪焦虑和紧张。在面对就业和考研的压力时要懂得调节，保持充足睡眠，饮食要有规律，注意保持大便的通畅，同时也要多参加户外活动，看手机、上网要有节制。

同时，陈老又教她平时应该如何护理自己的皮肤：要用温水洗脸，保持皮肤的清洁，可以选用温和一点的洗面奶，避免用碱性强的香皂，不要用富含油脂或刺激性强的化妆品，以免进一步堵塞毛囊，使痘痘加重；不能用手挤压痘痘，因为这样做会使感染扩散，加重症状，可能形成瘢痕。如果用手挤压面部危险三角区内的痘痘，病菌有可能经面部血管进入颅内而引起颅内感染的危险后果。小李听到这里感到后怕，幸好自己乱治的行为没有酿成不良的后果。

陈老为小李解答了心中的疑惑后，开始为她开中药方，辨证论治，遣方组药，认为在初始阶段主要应针对她精神、情绪方面进行调整。

1个月后，小李来找陈老复诊，经过1个月的治疗和调理，小李觉得自己的精神状态恢复了不少，令她高兴的是，不仅脸上的痘痘少了许多，就连月经也变得规律了。在取得了阶段性的胜利之后，小李变得更自信和自律了，不仅作息规律，每天适量运动，还坚决拒绝了麻辣烫等辛辣食物。陈老看到前面的治疗起了效果，同样为小李感到高兴，根据她现在舌脉的情况适当地调整了方药，约定1个月后再来复诊。

当小李第三次来看陈老时，脸上除了一些痘印，已经很少再起新的痘痘了，并且成功地通过了研究生复试，一直担心的皮肤问题并没有成为她的绊脚石。小李在喜悦之余也非常感谢陈老对她的治疗和帮助。陈老为她取得的成绩感到很高兴，并建议她巩固治疗2周后再停药。

这就是小李的战"痘"经历，下面，我们来看看她的三次就诊记录和分析。

## 一诊

主诉｜面部反复起疹1年。

现病史｜患者1年前因学习紧张，频繁熬夜，面颊部起皮疹，自行外用护肤霜、面膜等治疗后效果不佳，皮疹逐渐增多，熬夜后及月经前为甚，以面颊、下颌部位为重。遂就诊于皮肤科门诊，诊断为"痤疮"。就诊时见：两颊、下颌及下颏多数红色皮疹，面部三角区油脂分泌旺盛；怕冷，手脚冰凉；饮食可，眠安，二便调；月经先后不定期，经量少，可伴痛经。过敏史：无。家族史：无。

皮科情况｜两颊、下颌多数粟米至绿豆大小红色、暗红色丘疹、脓疱疹、闭合粉刺，可见多数色素沉着斑及凹陷性瘢痕。

**舌象、脉象** | 舌红绛，苔薄黄，舌下络脉瘀曲，脉弦细。

**诊断** | 中医：粉刺，肝郁血瘀证；西医：痤疮。

**立法** | 清热解毒，疏肝解郁。

**处方** | 茵陈 20 克，连翘 20 克，丹参 20 克，野菊花 15 克，柴胡 10 克，蒲公英 30 克，当归 10 克，川芎 6 克，泽兰 15 克，延胡索 10 克，女贞子 15 克，白芍 15 克，黄连 6 克，黄柏 10 克，山楂 10 克，土茯苓 30 克。水煎服，每日 2 次，连服 30 日。同时外用夫西地酸乳膏，每日 2 次，适量外涂。

**调护** | 嘱其忌食辛辣、煎炸及甜食，保持面部清洁及心情舒畅。

## 二诊

药后症减，部分皮疹消退，脂溢较前减轻，两颊偶有少许新发丘疹；末次月经周期规律，痛经减轻，经期前起疹减轻；手足发凉有所改善，纳可，睡眠较轻浅，二便调；舌脉同前。前方加龙骨 30 克，牡蛎 30 克，连服 30 日；外用药及医嘱同前。

## 三诊

药后症减，面部无明显新发皮疹，原皮疹基本消退，遗留多数色素沉着斑；二便调；舌质红，苔薄白，脉滑。前方去野菊花、黄柏、茵陈、延胡索，续服2周；外用药及医嘱同前。

## 分析

本案患者为青年女性，平素压力较大，情志不畅，肝气郁结，气滞血瘀，郁久化热，入于血分，血热蕴蒸肌肤而发。肝郁气滞，冲任气血失和，故见月经先后不定期，痛经；气血郁闭，阳气不得达于四末，故见手足冰凉；舌红绛，苔薄黄，舌下络脉迂曲，脉弦细，亦为肝郁血瘀之象。本病病位在肝肾，病性为虚实夹杂，治以清热解毒、疏肝解郁为法。首诊方中以柴胡疏肝解郁，使肝气条达；白芍酸苦微寒，养血敛阴，柔肝缓急；当归、丹参、泽兰、山楂活血化瘀；川芎、延胡索增强行气、和血、止痛之效；女贞子滋补肝肾；同时辅以连翘、野菊花、蒲公英、黄连、黄柏、土茯苓、茵陈以兼顾清热、祛湿、解毒之力，全方共奏清热解毒、疏肝解郁之功。二诊皮疹减半，但睡眠较为轻浅，前方基础上予龙骨、牡蛎以镇静安神。三诊皮疹基本消退，无明显新发皮疹，前方去一众苦寒之药以免伤正气，调理数日以竟全功。

# 病例9

小周今年 19 岁，刚刚上大一，本该是阳光灿烂的年纪，却因为脸上的青春痘让他的生活充满了苦恼。

自从上高中以后，很多同学都觉得小周好像变了一个人，伴随着青春期身体的变化以及课业的繁重，小周体重有了明显的增加，从身边人口中的"小豆芽"突然变成一个"小胖丁"，他感到很难接受，而更让他难以忍受的是脸上起了很多红色的小痘痘。过去，小周担任班长和学委，受到各科老师们的喜爱以及同学们的推崇，充满自信，但是伴随着体形的变化和脸上出现的痘痘，他变得越来越不自信。开始的时候，痘痘长得比较少，虽然比较大，但是只在额头出现，用头发遮一遮就好，谁都看不见。不料，痘痘越来越多，遍布全脸，而且有许多的小脓疱和"大包"，有时会流血流脓，疼痛得厉害，每次熬夜或吃了火锅以后就更加明显。小周父母很难理解，虽也为此感到担忧，但总认为男孩子嘛，不用太过于注重外貌，只要身体健康就好，过一段时间自然也就好了。家人更是催着他多吃，让他补充营养长身体，可是身体越吃越胖，脸上的痘痘也越来越多，有时又痛又痒，让他忍不住用手去挤、去挠，留下许多的痘印和痘坑，脸上更加难看，对于小周来说就如噩梦一般。班上的同学给他起了很多难听的外号，也让小周非常伤心，从此变得沉默寡言，不爱与人交流，学习成绩也受到了很大的影响。

上大学后，小周仍然小心翼翼地"保护"着自己，尽量避免与新同学交流，害怕又会受到同学们的嘲笑。班主任老师渐渐看出了小周的心事，主动找小周谈话，在知道这一情况后，他安慰了小周，并且建议他去医院寻求帮助。小周在身边人的介绍下找到了陈老。

陈老接诊后，认真详细地询问了他的发病经历，告诉他这是"痤疮"，是一种皮肤科的常见病，经过正规的治疗可以得到满意的疗效。小周听后，对治愈自己面部的问题重新燃起了信心。陈老观察了他的皮疹和舌象、脉象，询问了他饮食、睡眠以及二便的情况后，建议他认真清洁面部，忌食辛辣、油腻的食物，少喝饮料，少吃甜食，多吃蔬菜、水果及豆制品，放松心情，注意休息，避免熬夜；最后，为他开了中药和外用的中药膏，让他坚持服药和抹药。

第二次见到小周的时候，他像变了一个人一般，脸上不再红肿，心情看起来好了很多，话也多了一些，整个人看着精神了许多。陈老再次看了他的舌脉情况后，对他能坚持配合治疗感到很满意，根据他面部出油多的问题重新调整了方药，让他再继续服用 1 个月。小周高兴地接受了陈老的治疗方案。第三次来复诊时，小周面部 2/3 的痘痘都消退了，不再像以前那样"此起彼伏"，小周和家人对陈老的治疗感到很满意。陈老建议他再服用一段时间中药巩固疗效，并且嘱咐他坚持健康的饮食和作息习惯，多与人接触交往，如果有反复一定要接受正规的治疗，不要随便自己处理，保持信心彻底战胜痘痘。

下面我们来看看小周的 3 次就诊记录。

# 一诊

主诉｜面、颈部、背部反复起疹 2 年。

现病史｜患者于 2 年前出现面部及背部皮疹，并逐渐增多，先后就诊于多家医院，诊断为"痤疮"，间断口服中药汤剂及抗生素治疗，皮疹可略减轻，但反复发作，每于饮食辛辣刺激及熬夜后，皮疹加重，可伴有颈部淋巴结肿大。就诊时见：两颊、下颌、颈部及后背多数红色皮疹、丘脓疱疹、囊肿及结节，米粒至黄豆大小，下颌可见增生性瘢痕；面部油脂分泌旺盛；口唇干燥，喜冷饮，饮食尚可；眠安，大便干燥，1~2 日 1 行，小便黄。过敏史：无。家族史：父亲患有痤疮。

皮科情况｜两颊、下颌、颈部及后背多数红色丘疹、丘脓疱疹、囊肿及结节，米粒至黄豆大小，下颌可见增生性瘢痕；面部油脂分泌旺盛。

舌象、脉象｜舌红，苔薄白微腻，脉数。

诊断｜中医：粉刺病，湿热蕴毒证；西医：聚合性痤疮。

立法｜清热解毒，化湿散结。

处方｜土茯苓 30 克，僵蚕 10 克，浙贝母 10 克，茵陈

30 克，连翘 10 克，丹参 30 克，金银花 30 克，蒲公英 30 克，夏枯草 20 克，当归 6 克，川芎 3 克，黄连 10 克，黄柏 10 克，虎杖 20 克，百部（炙）10 克，北豆根 6 克。同时外用院内制剂复方化毒膏，每日 2 次，适量外涂。

调护｜嘱其忌食辛辣、煎炸及甜食，保持面部清洁。

## 二诊

药后症减，面颈部、背部皮疹部分消退，油脂溢出仍较多，下颌偶有少许新发丘疹；大便日 1 行，略干，小便略黄；舌质红，苔白，脉滑。前方加泽泻 15 克，侧柏叶 15 克，连服 30 日。外用药及医嘱同前。

## 三诊

药后症减，面颈部无明显新发皮疹，原皮疹继续消退；二便调；舌质红，苔白，脉滑。前方去枇杷叶、茵陈，续服 30 日。外用药及医嘱同前。

## 分析

陈老向患者及学生简单讲解：聚合性痤疮是痤疮中一种较重的类型，多见于中青年男性，偶见于女性，好发于面颊、后背部及臀部，主要与皮脂产生增多、毛囊口上皮角化亢进及毛囊内痤疮丙酸杆菌增殖有关，也与遗传有一定的相关性。本病起病缓慢，初起有粉刺、丘疹、脓疱及囊肿等，继之皮损逐渐融合，成为囊肿，触之柔软有波动感，破溃后流出恶臭的脓性或黏液性液体，形成窦道，在皮下彼此相通，在皮肤上成为萎缩或增生性瘢痕。除了药物治疗以外，还需让患者保持良好的生活作息，注意面部的清洁，饮食上避免辛辣刺激之品，积极配合治疗才能达到疗效。

　　本例患者为青年男性，平素喜食辛辣、刺激食物，喜熬夜，皮疹以炎性丘疹、丘脓疱疹、囊肿、结节为主，同时可见一派湿热之象，考虑病位在肺胃两脏，病性为实证，治以清热解毒、化湿散结为法。方中重用金银花、蒲公英以清热解毒，辅以土茯苓、茵陈、黄连、黄柏、虎杖、百部（炙）、北豆根以加强清肺胃湿热之力，另以僵蚕、浙贝母、连翘、夏枯草解毒散结，丹参、当归、川芎活血化瘀，全方共奏清热解毒、化湿散结之功。二诊皮疹减少，油脂分泌仍较明显，前方基础上予泽泻、侧柏叶以加强凉血解毒利湿之力。三诊症减，无明显新发皮疹，前方去枇杷叶、茵陈，以免伤正气。

# 病例10

　　田女士，今年 28 岁，在同事们的眼中，她是令人羡慕的人生赢家，不仅工作一帆风顺，有一位疼爱她的爱人，更是在 9 个月前有了一个健康可爱的小宝宝。本该幸福快乐的田女士最近却一直闷闷不乐，原来酷爱自拍的她，朋友圈里最近再没有过状态的更新。是什么事情在困扰着她呢？原来，自从田女士怀孕后，她的脸上就开始长出了一些难看的痘痘，有朋友跟她说是"胎毒"，等生完孩子就好了。她虽然将信将疑，但因为起得并不怎么严重所以也就不再将这件事放在心上。随着孩子月份的增大，田女士脸上的痘痘却越来越多，她心里虽然有些着急，但也觉着等孩子出生后就会好了。谁知，孩子虽然顺利地出生了，但田女士脸上的痘痘却并没有因此而有所减少，反而因为带孩子睡眠得不到保证，家人认为生完孩子身体虚弱又让她每天吃了很多补品，痘痘反而起得愈发严重，不仅脸上起，连耳后、前胸、后背都起了很多的小红疙瘩，又痛又痒。田女士本来皮肤就偏于油性，最近出油更加地旺盛。

　　皮肤的问题让田女士变得敏感而多疑，爱人出于关心而让她去医院就诊的建议在她那变成了不耐烦和嫌弃，心情总是郁闷不舒，常常会因为一些小事而和家人生气。她也去过一些医院咨询，医生都告诉她这是痤疮，但由于她还在哺乳期，很多药物没有办法使用，给她推荐的一些药妆、祛痘产品用了一段时间效果也不明显。在多方打听之后，田女士和爱人找到了陈老，希望能通过中医的手段帮助解决痘痘的问题。

陈老详细地询问了田女士的饮食习惯、睡眠情况、月经及大便情况。发现：田女士平时喜好吃甜食，而且为了乳汁的充足，她每天也会吃很多滋补的食物，而产后的这段时间，她的体重并没有多少变化；晚上因为孩子会闹，她的生物钟常常是混乱的，睡眠时间更得不到满足；她的大便也不很规律，常常两三天才会有一次，而且干燥难解；月经的情况还算比较规律。陈老又详细地查看了她面部皮损的情况和舌象、脉象，再结合上述问题，为她开具了汤药，但为了孩子安全起见，建议她孩子断奶之后再进行内服药的治疗；同时，可外用复方化毒膏配合进行治疗。陈老告诫田女士，平时应当少吃甜食和高脂肪的东西，日常饮食应该以清淡为主，多吃易于消化以及多富含纤维的蔬菜水果以改善便秘的情况。由于田女士本身皮肤偏油性，所以应当勤于清洁面部，防止毛孔被堵塞。一定要注意好好休息，不要太过劳累，太有压力，保持心情舒畅。这次详细的诊治过程让田女士意识到了自己平时的很多问题，答应配合陈老好好治疗，约定 1 个月后再来复诊。

1 个月后，田女士如约来找陈老复诊，告诉陈老回去在停止给孩子哺乳后就开始坚持内服和外用中药，饮食比较清淡，平时也增加了一些运动，果然服药 2 周后脸上的痘痘就比之前有了好转，气色也比之前好了许多。只是，平时还会有一些新起的痘痘。目前，田女士睡眠仍不太规律，但时间能有所保证，大便仍然有些不爽快。陈老再次为她号脉，看了舌象，对之前的方药略微进行了调整，让她继续坚持治疗，2周后再来复诊。

田女士第三次见到陈老时，很高兴地告诉陈老，她脸上大部分痘痘都消退了，而且有1周没有发现新起的，便秘的问题也得到了改善。田女士非常感谢陈老的治疗，陈老在为她高兴之余，嘱咐她要保持现在的饮食和生活习惯，再次为她分析了舌象、脉象，调整方药，让她继续服用2周以巩固治疗。2周后，田女士并未再来门诊复诊，随访得知，其后病情未再出现反复。

下面我们来看看田女士的三次就诊记录及分析。

## 一诊

主诉 | 面部反复起疹1年半，加重半年。

现病史 | 患者怀孕期间出现面部起疹，反复发作，时起时消，一直未予重视。产后面部皮疹加重，发展至耳后、胸背部，红肿疼痛。就诊时见：两颊、耳后、胸背部多数红色、暗红色皮疹，米粒至黄豆大小，部分有脓头，脂溢明显；心烦易怒，口干口苦，睡眠差，食欲一般，平素喜食甜食，大便秘结，2~3日1行，小便黄；过敏史：无。家族史：无。

皮科情况｜两颊、耳后、胸背部多数红色、暗红色炎性丘疹，米粒至黄豆大小，部分有脓头，脂溢明显。

舌象、脉象｜舌红，苔黄腻，脉滑数。

诊断｜中医：粉刺，肺胃湿热证；西医：痤疮。

立法｜清肺胃热，燥湿解毒。

处方｜桑白皮10克，枇杷叶10克，茵陈20克，土茯苓30克，虎杖20克，黄连10克，黄柏10克，野菊花15克，夏枯草15克，当归10克，连翘20克，大黄3克，百部（炙）10克，浙贝母10克；水煎服，日1剂，连服30日。同时外用院内制剂复方化毒膏，每日2次，适量外涂。

调护｜嘱其忌食辛辣、煎炸食品，调情志。

## 二诊

药后症减，新发皮疹减少，睡眠仍欠佳，大便有所改善；舌红，苔薄黄，脉滑数。前方加皂刺10克，酸枣仁30克，连服30日。医嘱同前。

## 三诊

药后症减，药后无明显新发皮疹；二便调。舌质红，苔薄黄，脉滑。前方去大黄、虎杖，加白术15克，续服14剂。医嘱同前。

# 分析

陈老向患者及学生简单讲解：产后女性患痤疮较为常见，多由于饮食不当、失眠、精神抑郁、便秘等因素导致。嗜食甜食会使皮脂腺过于活跃，分泌过多的油脂而使毛孔堵塞加重；睡眠不足会打乱自己的生物钟，致使肌肤的新陈代谢紊乱，也会导致痤疮加重；对于本身是油性皮肤的患者，由于皮脂腺过于发达，皮脂分泌过旺，容易使皮脂在毛孔中堆积，堵塞毛孔而发生痤疮。所以，该类患者应当保持良好的饮食和生活习惯，保持心情舒畅，才能使治疗事半功倍。

本案患者素体肺经有热，产后不忌饮食，作息紊乱，脾胃为湿邪所困，肺胃湿热搏结，湿热之邪壅盛，热性炎上，发于面颊、胸背部而成本病。治以清肺胃热、燥湿解毒为法。方中桑白皮、枇杷叶、野菊花清肺解毒；茵陈、土茯苓、黄连、黄柏、虎杖清热燥湿；夏枯草、连翘、百部（炙）、浙贝母解毒散结；大黄泻火解毒通便；荷叶利水渗湿；当归活血化瘀；全方共奏清肺、燥湿、解毒之效。二诊皮疹改善，加皂刺以消毒透脓，加酸枣仁以养心安神。三诊皮疹进一步改善，无明显新发皮疹，大便通畅，前方去大黄、虎杖，加白术以缓和泻热通腹之力，以免伤正气。

# 病例11

门诊来了一位姓傅的年轻女孩，今年 24 岁，五官端正，身材修长，但美中不足的是，在两颊和口周布满了红色的小痘痘，面色也显得有些暗沉。未等陈老说话，她就开始诉说起她发病的经历了。

原来，小傅得痤疮已经有五六年的时间了，从上大学以后就开始起，去了很多医院和美容院，中药、西药都吃过，可都是刚开始有点效果，越治疗越没效。中药都是以清热解毒为主，西药则基本都是抗生素。经过这几年的治疗，痘痘没有见到明显的好转，肠胃反而出现了一些状况。平常小傅喜欢吃一些辛辣味重的食物，近来在吃饭的时候，会很快出现饱胀感，而且饭后经常会有恶心、反酸、腹胀的情况，口气也比较重。平时不敢吃稍凉的东西，一吃就出现胃痛，有时还会拉肚子。虽然知道长痘痘可能跟饮食有关系，但她仍然很难改变爱吃辣的习惯，长期吃药也让她对内服药的治疗有了一些抵触。

陈老仔细聆听了小傅的陈述后，对她描述的胃肠道症状尤为关注，问她早上是否喝了水、吃了饭，所幸小傅是空腹来就诊，陈老随即安排她去做了检查：$^{13}$C 呼气试验。检查结果为阳性。陈老告诉小傅，她的痤疮可不是"上火"那么简单，这些胃肠道的症状也不仅是因为吃了清热消炎的药物引起的，是因为幽门螺杆菌感染引起的，而幽门螺杆菌感染也可能会导致痤疮的形成和加重。之后，陈老查看了小傅的舌象、脉象，舌质淡红、苔白厚腻，脉弦滑。结合舌象、脉象和症状，陈老给小傅开出了处方，同时建议她开始幽门螺杆菌的根治治疗。告诉她，先调理好脾胃和肠胃的功能，才能让皮肤好起来。小傅知道这种情况后，同意按照陈老的方案进行治疗。陈老嘱咐其必须严格忌口，不能吃辛辣刺激及羊肉等食物，治疗 2 周后复诊，并且复查 $^{13}$C 呼气试验。

2 周后再见到小傅时，她的脸色并不像先前那样暗沉了，她很高兴地说，吃了陈老的药后，不再出现她之前所担心的恶心、胃痛、腹泻等症状了，口气、体寒、反酸的症状得到了明显的缓解，去复查 $^{13}$C 呼气试验后结果也已经转阴了。更让她高兴的是，她脸上的痘痘也消退了很多。

陈老再次为她查看了舌脉的情况，在前方的基础上进行了调整，并让她暂停服用抗生素，抑酸药还可以继续服用，让她同样 2 周后再来复诊。小傅很认真地听了陈老的嘱咐，对接下来的治疗充满了信心。

第 3 次复诊再看到小傅时，她的面色白净了很多，痘痘基本上消退了，也没有什么新起的，只有一些痘印还比较清晰。陈老查看舌象，舌苔已经没有了厚腻之感，脉象也平和了许多。小傅很感谢陈老精准的治疗，陈老也很高兴小傅能积极地配合，再次调整方药后巩固治疗 2 周即可。同时告诫她，治疗不易，如果不能在饮食上坚持清淡，痘痘还有可能复发。小傅保证一定听取陈老的意见，让自己彻底摆脱痘痘的烦恼。

下面我们来看看小傅的就诊记录和分析。

## ● 一诊

主诉｜面颊、口周反复起疹 5 年余。

现病史｜患者 5 年前，青春期出现面部起疹，于多家医院就诊后，诊为"痤疮"，长期间断口服及外用多种清热解毒类中药及抗生素类药物治疗，症状改善不明显。近 1 年经常出现腹胀、反酸、恶心等胃肠道不适，面部皮疹也有所加重，遂来诊。就诊时见：两颊、口周多数红色炎性丘疹、小脓疱、粉刺；口臭，喜食辛辣刺激食物，饮食生冷后易腹泻，眠安，大便黏腻臭秽，小便黄。过敏史：无。家族史：无。

皮科情况｜两颊、口周多数红色炎性丘疹、小脓疱、粉刺。

舌象、脉象｜舌质淡红、苔白厚腻，脉弦滑。

辅助检查｜$^{13}$C 呼气试验阳性。

诊断｜中医：粉刺，胃肠湿热证；西医：痤疮。

立法｜解毒化湿。

处方｜土茯苓 30 克，僵蚕 10 克，浙贝母 10 克，茵陈 20 克，连翘 20 克，丹参 20 克，野菊花 15 克，蒲公英 30 克，当归 10 克，川芎 6 克，黄连 10 克，百部（炙）10 克。连服 2 周。口服奥美拉唑肠溶片、阿莫西林及甲硝唑片抗幽门螺杆菌治疗。外用院内制剂复方化毒膏，每日 2 次，适量外涂。

调护｜嘱其忌食辛辣、煎炸及甜食，保持面部清洁。

## 二诊

药后面部皮疹有改善，口周有少许新发丘疹；复查 $^{13}C$ 呼气试验阴性，无腹胀、腹泻，无反酸，无恶心、呕吐；大便略成形，小便略黄；舌质淡红、边有齿痕，苔白，脉弦滑。前方加薏苡仁 15 克，茯苓 15 克，连服 2 周，继服奥美拉唑肠溶片，外用药同前。医嘱同前。

## 三诊

药后症减，面部皮疹大部分消退，红斑颜色变暗；无明显胃肠道不适，二便调；舌质红，苔薄白，脉滑。前方减少当归、黄连用量，续服 2 周，外用药同前。医嘱同前。

## 分析

手太阴肺经起于中焦而上行过胸，足阳明胃经起于颜面而下行过胸，故肺胃积热，则循经上熏，血随热行，上壅于面，肺主皮毛，与大肠相表里，大肠承胃之气，故本病多从肺胃辨证。

本案患者素体脾胃虚弱，运化失司，水湿内停，而又饮食不节，过食辛辣油腻刺激之物，致使湿热内生，结于肠内，不能下达，反而上逆，阻于肌肤而成本病。治以清热解毒化湿为法。方中土茯苓、茵陈、黄连、百部（炙）化湿解毒；配以僵蚕、浙贝母、连翘、蒲公英解毒散结；丹参、当归、川芎活血化瘀；全方共奏清热解毒化湿之功。二诊症减，脾胃功能亦有所恢复，前方加薏苡仁、茯苓以加强健脾利湿之功。三诊皮疹消退明显，无新发皮疹，前方适当减轻清热活血之力，继服2周以巩固疗效。

# 第六章 简便疗法与实用保健

—

# 痤疮常用简便疗法

 **推拿按摩法**

1 ｜ **推拿按摩的作用与效果** ｜ 根据患者皮肤情况，选用
适宜的按摩膏，运用恰当的手法对皮肤进行 10~15 分钟的
按摩，常以面部穴位按摩为主。按摩面部经络、穴位能达
到疏经通络、调整内在脏腑气血功能的作用，从而使皮肤
状态得到改善；促进血液和淋巴循环，加速细胞的新陈代谢。
为皮肤各层组织补充营养和水分，令皮肤组织充满弹性；
促进皮脂腺、汗腺分泌，使堆积在毛孔内的污垢和废物能
够及时被清除，减少阻塞和感染的机会；增强局部组织的
有氧代谢，加速二氧化碳、氮等废物的排泄，减少油脂在
皮下堆积；促进胶原的合成与重排，起到嫩肤、除皱的作用；
对皮下神经能起到良性刺激，减轻神经紧张度，消除疲劳，
令人精神焕发。

**按抚法：**一般用于按摩的开始及结束。

【**方法**】用手指或手掌在皮肤组织上施加压力。

【**作用**】促进皮肤的血液循环和皮脂腺的分泌功能。

**揉捏法：**多用于肩背部按摩，面部仅用揉法或捏法。

【**方法**】用手指捏起皮肤的同时，揉局部组织。捏法是用拇指和示指，或拇指和中指捏起皮肤。揉法是用手指做轻推、滚动、摩擦等动作。

【**作用**】放松紧张的肌肉，改善肌肤。

**扣抚法：**多用于头部、肩部按摩，是按摩中最刺激的手法，面部较少用。将之用于面部时，动作要缓和。不能用于按摩的开始。

【**方法**】扣抚法包括点法、拍法、切法。

**点法：**用于面部，点时用指头在面部上下移动，动作要快，手指放松、力度均匀。

**拍法、切法：**用于肩部、背部、手臂等处。用整个手掌拍打皮肤，或利用手腕和手掌边缘拍打。两手交替进行，动作要轻稳、灵活、快捷。

【**作用**】放松肌肉，消除疲劳，使肌肉坚实，增加皮肤弹性。

**震颤法：**多用于面部按摩。

【**方法**】利用前臂、手部肌肉收缩而形成震动感，由指尖传到按摩部位。

【作用】深入皮肤，消除疲劳，增加皮肤弹性。

捏按法：多用于面颊部、额部按摩，禁止在眼部操作。

【方法】利用拇指和中指或其他手指快速捏提肌肉，并对局部组织加适当的压力，不可挤掐。

【作用】促进皮脂顺利排出，增加皮肤的吸收功能。

### 3 ｜ 按摩的要求

（1）术者按摩前须洗净双手，剪去指甲，不戴戒指、手表等饰物。

（2）选经取穴须准确。中医美容按摩是以刺激经络穴位来达到美容目的的。因此，选穴的准确性直接影响到效果。

（3）美容按摩动作要熟练、手法须柔和、节奏要平稳。先慢后快，先轻后重，力量有渗透性。按摩的手法多种，但总的原则是按摩方向与肌肉走行方向一致、与皮肤皱纹方向垂直。

（4）按摩时间不可过长，以10~15分钟为宜，整个按摩过程要连贯。

（5）按摩环境应保持安静，注意保暖，保持空气流通。

### 4 ｜ 按摩的注意事项 ｜

按摩前一定要先清洁面部皮肤，最好在蒸汽喷雾后，毛孔处于张开状态时进行按摩；根据不同的皮肤状态、位置，调节按摩力度。特别注意眼周围的按摩力度要轻；按摩过程中要使用足够的按摩膏，以免拉松皮肤。

### 5 ｜ 按摩的禁忌 ｜

符合以下情况的患者均不宜进行按摩：

皮肤感染、炎症、皮肤外伤、传染性皮肤病；有尿血、呕血、便血等出血倾向者；妇女月经期、妊娠期；严重哮喘病发作期；活动性结核病、梅毒；癌症、脑血管病昏迷期；长期服用糖皮质激素；极度疲劳；空腹；饭前或饭后30分钟内。

### 6 | 颜面痤疮取穴按摩法

（1）如皮损散在，丘疹不多，可行面部经穴常规按摩手法。

（2）如丘疹密集，可仅点按面部穴位，叩击头部并点按百会穴，耳穴加揉心、肺、内分泌、肝、交感、面颊等局部穴位。

## 刮痧疗法

**1 | 选穴 |** 合谷、曲池、尺泽、大椎、肺俞、委中。

**2 | 刮拭顺序 |** 先刮颈部大椎，然后刮背部肺俞，再刮尺泽、曲池、合谷，最后放痧委中。

**3 | 刮拭采用泻法 |** 在需刮痧的部位涂抹适量刮痧油。先刮大椎穴，用力要轻柔，不可用力过重，可用刮板棱角刮拭。然后刮拭背部正中旁开1.5寸肺俞穴，用刮板角部自上而下刮拭，30次，出痧为度。再分别刮上肢内侧尺泽穴、外侧曲池穴和手部合谷穴，至皮肤发红、皮下出现紫色痧斑、痧痕形成为止。委中放痧，针刺前先推按被刺部位，使血液积聚于针刺部位，或直接按揉腘窝中有络脉瘀血处，经常规消毒后，左手拇指、示指、中指夹紧被刺部位或穴位，右手持针，对准穴位迅速刺入1~2分深，随即将针退出，轻轻挤压针孔周围，

使少量出血，然后用消毒棉球按压针孔。

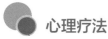

## 心理疗法

皮肤是人体面积最大的感觉组织和最引人关注的审美部位。它覆盖于体表，对人体有重要的保护作用。健康的皮肤不仅可维护皮肤的正常生理功能，也是维持人体正常生理活动的必要条件。皮肤的健康不仅标志着人体内部健康与否，还直接影响到人体的美观，更可影响人的心理健康。如头面部出现皮肤疾病时，人的外貌美受到影响，可使患者失去自信，产生自卑心理，最终甚至形成精神障碍；发于颈项部以下的皮肤病，虽并不直接影响患者的容貌美，但因人与人之间的接触不可避免会有肌肤的接触，虽然多数皮肤病并不传染，但大多数人对皮肤病认识不足，因此不愿与皮肤病患者接触，尤恐避之不及，使皮肤病患者产生更为严重的自卑心理，日久可发展至孤独、忧郁、焦虑、急躁、紧张和悲观等心理障碍，严重影响患者的正常生活、工作及社会交往，甚至使皮肤病的症状日见加重，增加疾病康复的难度。

临床上常采用药物和说理治疗、行为治疗等心理疗法联合治疗精神性皮肤病，多取得较好疗效，以下分述几种心理调护的具体方法。

1 | **说理治疗** | 医者应对皮肤病患者做耐心细致的解释工作，使患者对自身疾病有正确的认识，解除疑虑，克服紧张、自卑、忧郁等不良情绪，增强战胜疾病的信心，并主动与医

生配合治疗，以加快皮肤病的康复过程。

2 | **行为治疗** | 鼓励患者进行文娱、体育等活动，将其注意力由自身的皮肤疾患转移到其他活动中，使患者的紧张情绪得以放松与缓和。同时，因患者注意力转移，自觉症状减轻，更有助于皮肤病及精神障碍的康复。另外，适当的体育活动还可改善血液循环，使气血旺、形体充，肌肤得气血濡养，加快皮肤病的康复。

## 情志美容

俗话说，"人逢喜事精神爽"，可见，人的心理状态对容颜的影响之大。心理学研究发现，精神压力可导致内分泌紊乱，使人体出现持久的身心功能失调，以致皮肤干燥、松弛、失去光泽，肤色呈病态状；不良情绪会加速皮肤衰老，妨碍皮肤恢复健康。

皮肤的血液循环、分泌、排泄等生理功能，均由自主神经控制和调节，自主神经又受大脑的管辖，所以，人的精神活动可影响面部皮肤的色泽，与皮肤病的发生有密切关系。情感冲突会激发某些皮肤病，如荨麻疹、斑秃、酒糟鼻、神经性皮炎等；心理长期处于不健康状态或服用治疗精神疾患的药物会导致皮肤病的发生，如痤疮、银屑病等。

情志美容法具体可分为不良情绪消除法和健康心理培养法两类，简单易做且有效。

1 | **不良情绪消除法** | 即在情绪不佳时，通过各种方法

疏导情绪，使不良情绪得到宣泄、消除，使心境恢复。不良情绪消除法包括"心临美境法""哭泣排忧法""诉说法"等。

心临美境法，即把自己置身于欢乐的情景中，如想象自己是一个乐观开朗、受人欢迎的年轻人，或想象自己正在美丽的海湾度假等。

哭泣排忧法，是通过哭泣排解不良情绪的方法，当心情抑郁、苦闷时，一味忍耐只会增加烦恼，此时不妨放声一哭，让烦恼随泪水流去。

同样，运用"诉说法"将烦恼倾诉出来，也是给自己减压，恢复心境的好方法。

**2 ｜ 健康心理培养法 ｜** 包括工作疗法、休闲疗法及笑疗法等。笑疗法是见效最快且人们最乐意接受的方法。无论何时何地，只要条件允许就可以，想你遇到的最可笑的事，纵情大笑 1~2 分钟，每天坚持 3 次或 4 次，不到 1 个月，你就会容光焕发。

## 音乐疗法

音乐疗法作为一种医疗手段由来已久，是以音乐通过听觉器官作用于大脑皮质，产生良性刺激，唤起积极健康情绪，调节促进机体代谢过程，增加抗病能力，促进健康为目的的一种治疗方法。

人的情绪与大脑皮质、丘脑下部有密切联系，音乐通过改善和调整人大脑皮质的功能，影响人的情绪和行为，从而引起愉快、舒适的情绪，通过调整人体各项生理功能达到辅助治疗的目的。一般选择可缓解患者焦虑、紧张情绪的轻音乐或古典音乐，尽可能选 C 调音乐。据报道，C 调音乐被认为是最适宜于陶冶情操和性格的音阶。可选择舒适、安静的场所倾听乐曲，每次 30~60 分钟，调节患者的心态，达到音乐治疗的目的。

二

# 痤疮实用保健方法

痤疮的形成是多种病因相互作用、相互影响的结果，主要与雄激素水平增高、皮脂代谢异常、痤疮丙酸杆菌微生物感染、遗传等多种诱发因素有关。因此，在本病的治疗中，患者应加强对自我生活的调整，饮食调理、面部调护和情绪管理也是治疗疾病的关键环节。

### 强调生活起居的规律性

陈彤云教授非常强调"子午觉"的重要性，应坚持每日午睡 30 分钟、23：00 以前入睡的生活规律。从中医学的角度来说，子时和午时都是阴阳交替之时，也是人体经气"合阴""合阳"的时候，在这两个时间段熟睡对人身体有诸多益处。

现代人生活压力大，节奏较快，上班时不注意按时睡午觉，下班后夜生活过多，错过了睡子午觉的最佳时机，长此以往，必然会让人处于亚健康状态，眼圈发黑、面色晦暗、痤疮等问题接踵而来。

## 注重饮食调理

饮食调理，就是人们常说的"忌口"。陈老在诊病过程中，经常告诫患者要忌辛辣食物、忌甜食、忌油炸食品。这是因为，"食有五味，各有归经"，饮食可影响和调节脏腑的气血阴阳。需要强调的是，饮食不当不是痤疮发病的直接因素，但却是病情反复、迁延不愈的常见原因。对于本病患者，综合中医传统观念及现代研究，这里提出"四忌"。

1 | **忌食高脂、油炸类食物** | 中医学认为，过食肥甘厚味，以致肺、胃湿热熏蒸而瘀滞肌肤，发为痤疮。高脂、油炸类食物能产生大量热能，促进皮脂腺分泌油脂旺盛。因此，痤疮患者必须忌食如黄油、奶酪、红烧肉等高脂类食物。

2 | **忌食辛辣、腥发之品** | 此类食品性燥热，食后助热内燃，无异于火上加油。肉类中，性热之品十分常见，如牛肉、羊肉、狗肉等；而辣椒、生姜、大蒜及酒精类饮品属发物，更易使机体内热壅积，加重病情。

3 | **忌食高糖类食物** | 人体食入高糖食品后，会使机体新陈代谢旺盛，皮脂腺分泌增多，从而使痤疮接踵而至。常见的高糖类食物有巧克力、冰激凌、咖啡、碳酸饮料等。

4 | **忌服补品** | 补药大多为温热助阳之品，劲补更易使人内热加重，诱发、加重痤疮，正值青春期发育的青少年当尤为注意。

## 合理进行面部调护

1 | **每日用温水、温和无刺激的洁面产品清洁面部皮肤** | 每日2次或3次，轻轻拍干后，外涂保湿润肤的护肤品，必要时涂用具有治疗功效的药物。不宜使用碱性过强的洁面产品，过度清洁反而会适得其反。

2 | **不要自行挤压皮损** | 不适宜的方法会导致炎症扩大、迁延不愈，增加形成色素沉着、瘢痕的可能。对于闭合性粉刺，可以在正规医疗机构进行清除粉刺的治疗。

3 | **正确选择、合理使用护肤品** | 避免使用含粉类护肤品，以免导致粉刺形成。

4 | **防晒至关重要** | 应选择质地清爽不油腻的防晒护肤品。

## 情绪管理

痤疮患者多为年轻人，学习、工作压力大会使情绪波动、烦躁易怒。中医认为，此为肝气郁结，气郁化火，火热上炎，加重本病。现代研究认为，精神紧张会对机体的内分泌产生不良影响，如焦虑可抑制睾酮、雌激素的分泌，进而引起内分泌失调，增加痤疮发病的可能。陈老喜欢一则养生名言："春秋繁露，仁人之所以多寿，外无贪而内清静，心平和而不失中正，取天地之美以养其身"，对于本病患者也有一定的参考意义。因此，工作上，注意劳逸结合，避免长期精神紧张，保证每天8小时睡眠，放松面部肌肉，保持良好的生活习惯，树立战胜疾病的信心，是治疗痤疮的前提和根本。

总之，痤疮病因多样，病患的体质不同，因此在治疗及预防痤疮时，要因人而异，强调个体化治疗。患者把握住每个关键问题，有的放矢，才能收到满意的疗效。

 **痤疮的食疗药膳**

中医素有"药食同源"的说法，痤疮也可以通过合理膳食来辅助治疗。饮食上，要多吃新鲜蔬菜，如芹菜、菠菜、白菜、黄瓜、冬瓜、番茄、菜花、绿豆芽、黄豆芽、柿子椒、菜心、苦瓜等；多食水果，如苹果、梨、草莓、柑、橙、香蕉、西瓜、山楂、柠檬等；多食豆制品及粗粮、瘦肉等。

从痤疮的病因方面看，除遗传基因、激素水平和感染因素外，饮食也是一个不可忽视的因素。国内外学者也逐渐认识到饮食与痤疮的发生有密切关系。中医古籍《黄帝内经》中早有论述，认为合理摄入饮食，可促进人体与外界自然以及人体自身的平衡。依据中医饮食养生理论,对痤疮的调理以"节制""辨证"的理念最为重要。

1 | **饮食有节**

节制"过用" | 由于人体脏腑、经脉、气血的调节能力

有一定的限度，各种内外因素的影响一旦超过了机体的调节能力，就会导致体内阴阳失调、气血失和、经脉不利或脏腑功能紊乱，继而发病。

《黄帝内经》中记载："生病起于过用""饮食自倍，肠胃乃伤"。饮食的摄入若超过机体运化能力时，首先影响脾胃，尤其在大饥大渴之时，人最易食过饱或饮过多，造成脾胃受纳、腐熟功能失调，水谷壅滞，内生湿热，上蒸于面乃发痤疮。唐代孙思邈在《备急千金要方》中指出："不欲极饥而食，食不可过饱；不欲极渴而饮，饮不欲过多"。宋代张杲于《医说》中提到："食欲少而数，不欲顿而多"。此皆为防止饥不择食、渴不择饮的科学方法。因此，预防痤疮的发生、发展，应做到"大饥勿饱食，大渴勿过饮"。

**节制"辛辣肥甘"** | 由于生活环境、种族等因素的不同，中国人更适合以素为主，荤素结合的饮食结构。《黄帝内经》中提出"五谷为养，五果为助，五畜为益，五菜为充，气味合而服之，以补益精气"的饮食五味养生法，从中可看出，谷、果、肉、菜在饮食结构中的主从关系。但现今人们的饮食结构已发生了较大变化，嗜食辛辣刺激及肥甘厚腻之品，以五畜为养，五谷为充，主次颠倒，能量过剩，必然导致机体阴阳失调，五脏受损，生湿化热，循经上蒸，壅于颜面，郁于肌肤而见痈疽疮毒。正如《黄帝内经》中所说："数食甘美而多肥也，肥则令人内热，甘者令人中满"。因此，痤疮患者日常饮食中应多素而少荤，以清淡、适量为主，以下食品尽量减少食

用：①高脂肪食品及腊质食品，如肥肉、香肠、腊肉、乳酪、油煎食品等；②高糖类食品，如糖果、巧克力、甜味点心等；③异种蛋白，如鱼、虾、水生贝壳等；④辛辣饮食，如辣椒、胡椒、芥末等。

**2 | 辨证调膳**　痤疮的证型各有不同，食物亦有四气、五味、归经之别。故在饮食调护时应知其食性，调而用之，达到辨证候、调食膳的目的。

**热盛型|**痤疮患者皮损表现为面部丘疹色红，或有痒痛；伴见颜面多脂，口干渴，大便秘结，舌质红，苔薄黄，脉浮数。饮食方面应着重避免辛辣、温热之品，如辣椒、桂皮、韭菜、洋葱、姜、狗肉、虾肉等，以防内外之火相加为毒，加重痤疮。同时，宜配合清凉泻火的清淡饮食，以凉性水果及蔬菜为佳，如丝瓜、西瓜、苦瓜、黄瓜、苹果、香蕉等。

**丝瓜：**性凉，味甘，具有清热、解毒、凉血、止血等功效，不仅具有丰富的营养，又有美容的功效。

**西瓜：**性寒，味甘，寒能去热，适合热性痤疮患者食用。具有清热解暑、除烦止渴的功效。西瓜中所含有的糖、盐、酸等物质，有治疗炎症和利尿的作用。

**苦瓜：**性寒，味苦，入心、肝、脾、肺经，具有清热解暑、明目解毒的功效。苦瓜含丰富的维生素 $B_1$、维生素 C 及多种矿物质，可以促进新陈代谢，有养颜美容的作用。

**黄瓜：**性凉，味甘，具有清热解毒、生津止渴、利水消肿的功效。黄瓜属凉性食物，能祛除体内热邪，对于热性痤疮的治疗有明显的作用。

苹果：性凉，味甘、酸，归脾、肺经，具有生津、润肺、除烦解暑、开胃、醒酒、止泻的功效。药理研究表明，苹果主要含苹果酸、枸橼酸、酒石酸、鞣酸、糖类、磷、钙，此外还含蛋白质、脂肪、胡萝卜素、维生素 B 和维生素 C。苹果在体内属于碱性果品，能与乳酸等酸性物质中和，从而使皮肤滋润细腻。

香蕉：性寒，味甘。香蕉中维生素含量丰富，所含维生素 A 为苹果的 4 倍、菠萝的 3 倍；含维生素 $B_2$ 量为苹果、柑橘的 2 倍，烟酸含量为苹果、柑橘的 7 倍，还含有大多数水果中没有的维生素 E，钾、镁、铁的含量也很丰富，是其他水果难以相比的。因此，香蕉是人们公认的抗癌、抗衰老、润肤美容食品。

湿热型｜湿热阻于胃肠，泛于肌肤而成痤疮，临床常表现为皮疹红肿疼痛，或有脓疱，伴口臭、便秘、尿黄，舌质红，苔黄腻，脉滑数。饮食方面尤其要节制油腻、辛辣等助湿助热之品，宜食性凉、利湿之品，如薏苡仁、荞麦、马齿苋等。

薏苡仁：性微寒，味甘淡，入脾、肺、肾经，可利湿健脾、清热排脓。

荞麦：性寒，味甘、微酸，归脾、胃、大肠经，具有健脾消积，降气宽肠，并兼解毒之功效。

马齿苋：性寒，味酸，具有清热解毒、凉血止痢、除湿通淋的功效。

痰湿型｜痤疮多由肺、脾、肾功能失司，水湿运化不利，积聚成痰，凝滞肌肤所致，临床上皮损多易结成囊肿，伴有纳呆、便溏，舌体胖，舌质淡，脉滑。此证型痤疮患者应忌油腻食物，并应戒烟、酒。宜多食健脾除湿、化痰软坚的食物，如柑橘、陈皮、冬瓜等。

柑橘：性凉，味甘、酸，具有顺气止咳、健胃化痰、疏肝理气等多种功效。柑橘含有丰富的钾、B 族维生素、维生素 C 及抗氧化、抗癌、抗过敏的成分。柑橘还含有丰富的类黄酮、多酚、类胡萝卜素等多种化合物，具有很高的营养价值和食疗保健作用。

陈皮：性温，味辛、苦，入脾、胃、肺经，具有理气健脾、调中、燥湿、化痰的功效。

冬瓜：性微寒，味甘，具有消暑解热、利尿消肿的功效。冬瓜中含有糖、蛋白质、多种维生素及矿物质，营养丰富，并有减肥的作用。

冲任不调型｜此型痤疮中青年女性多见，多由情志内伤、肝失疏泄导致，临床上皮损色淡红，以丘疹、结节为主，伴烦躁易怒，月经量少，舌质红，苔薄，脉沉细或细数。宜选疏肝益肾之品，如玫瑰花、桑椹等；兼有肺脾不足，气血亏虚者，可配大枣、山药等。

玫瑰花：性温，味甘、微苦，归肝、脾经。具有疏肝养胃、活血调经、润肠通便、解郁安神之功效，并有消除疲劳、改善体质、润泽肌肤的作用。

桑椹：性寒，味甘，具有滋阴养血、生津润肠的功效。桑椹可改善皮肤的血液供应，有营养及嫩白肌肤、乌发等作用，并能延缓衰老。常食桑椹还可以明目，缓解眼睛疲劳干涩。

大枣：性温，味甘，具有补脾胃、益气血、安心神、调营卫、和药性的功效，适用于冲任不调兼有气血不足的患者。大枣可滋润肌肤、益颜美容。民间有"一日食三枣，百岁不显老""要使皮肤好，粥里加红枣"之说。取红枣 50 克，粳米 100 克，同煮成粥，早、晚温食热服，对美容皮肤大有益处。

山药：性平，味甘，入肺、脾、肾经。山药中含胆碱、皂苷、淀粉、糖蛋白、自由氨基酸、多酚氧化酶、维生素 C 等，为滋补食疗的美容佳品，具有健脾补肺、固肾益精等功效，久食可白肤健身。

中医学认为，痤疮与饮食结构有关，因此，在药物治疗本病之外，应以中医理论为指导，在饮食节制的基础上，注重饮食性味的归属，因人审证地选择与搭配食物，以助人体阴阳平衡、气血调和。

中医学亦有"药食同源"之说，将药疗与食疗结合使用，往往可收到事半功倍的效果。因此，中医饮食养生在维系人体正常营养的同时，依据饮食性味，对人体进行整体辨证地调理、促进阴阳平衡，达到改善痤疮的目的，而这种饮食辨证的理念，在实现自然与自身和谐统一的过程中，具有重要作用。

## 3 ｜ 食疗方

凉拌三苋：鲜苋菜 100 克，鲜冬苋菜 100 克，鲜马齿苋

100 克，调料适量，将三物分别用开水焯至八成熟，捞出后浸入冷水中 5~10 分钟，取出，控去水，切段，入调料后拌匀即可（选自《中华临床药膳食疗学》）。适用于青春期患者，颜面脂溢重、皮疹色红、新生痤疮较多时的辅助治疗。

**桃仁山楂粥：**桃仁 9 克，山楂 9 克，贝母 9 克，荷叶半张，粳米 60 克，先把前四味药煎成汤液，去渣后入粳米煮粥。每日 1 剂，日服 3 次，共服 30 天（选自《养颜与减肥自然疗法》）。适用于痰湿瘀结的患者，皮损以结节、囊肿为主。其中山楂、荷叶更有去脂、利水之减肥功效。

**黑豆坤草粥：**黑豆 150 克，益母草 30 克，桃仁 10 克，苏木 15 克，粳米 250 克，红糖适量。将益母草、苏木、桃仁用水煎煮 30 分钟，滤出药汁，再将黑豆加入药汁，和水煮至八成熟，下粳米煮粥，粥烂加糖即可食用，早、晚各服用 1 小碗（选自《常见病的饮食防治》）。适用于冲任不调证女性患者的辅助治疗。其中，益母草、桃仁、红糖有调经之功效。

**海带绿豆汤：**海带、绿豆各 15 克，甜杏仁 9 克，玫瑰花 9 克，红糖适量。将玫瑰花用纱布包好；甜杏仁用沸水浸泡去皮；海带温水泡好切成丝。将以上各原料与绿豆放入锅中，加适量清水煮至绿豆开花软烂即可。捡去玫瑰花，吃绿豆粥即可。具有活血化瘀、化湿散结之功效，适用于聚合型痤疮。

**荷叶冬瓜汤：**取嫩荷叶 1 张剪碎，鲜冬瓜 500 克切片，加水 1 000 毫升煮汤，汤成去荷叶，加食盐少许，每日 2 次（选自《药膳与养生》）。具有清热解暑、润肺生津之功效，适合青少年痤疮初起者。

西红柿汁：取西红柿约 250 克，榨汁，每日喝 1 杯。西红柿中含丰富的维生素 C，被誉为"维生素 C 的仓库"。维生素 C 可抑制皮肤内酪氨酸酶的活性，有效减少黑色素的形成，从而使皮肤白嫩，黑斑消退。适用于痤疮印痕者。

柠檬冰糖汁：柠檬 200 克，冰糖 30 克。将柠檬榨汁后，加冰糖和水适量饮用，每日晚间服用为宜。柠檬中含有丰富的维生素 C，还含有钙、磷、铁和 B 族维生素等。常饮柠檬汁，不但可以使皮肤嫩白，防止皮肤血管老化，消除面部色斑、痤疮印痕，还具有防止动脉硬化的作用。

## 皮肤护理要点

痤疮患者的皮肤护理，做好清洁、保湿和防晒，才能保持健康的肌肤。总的原则：温和去脂，适度保湿，合理防晒。

1 ｜ 温和去脂 ｜ 洗脸能够帮助皮肤毛囊口保持清洁通畅，同时能及时去除积聚在毛囊口的油脂，避免继发感染。在痤疮患者的皮肤护理中，正确清洁皮肤是首要环节。每天洗脸以 2~3 次为宜，清洁皮肤要根据每个人肤质的不同因人而异，过度清洁非但无益，反而有害。

油性或混合性皮肤进行皮肤清洁的目的主要是祛除皮肤表面多余的油脂，避免堵塞毛孔，我们强调要"温和"去脂，即在祛除多余油脂的同时不能破坏皮肤脂质结构，保持皮肤的屏障功能。痤疮患者在日常洗脸时经常会使用碱性的清洁产品，认为只有这样才能彻底把皮肤清洁干净，殊不知这样做会直接导致皮肤屏障功能受损。使用肥皂、香皂等含有强皂基成分的洁面产品不仅会破坏皮肤正常的屏障功能，还会刺激皮脂腺分泌更多油脂。因此，洗脸要注意适度，要选择适当的清洁护肤品。

痤疮患者如何选择适合自己的清洁护肤品是至关重要的。在使用清洁产品后，皮肤不宜有干燥、紧绷、瘙痒等不适的感觉。选择添加有保湿成分的清洁护肤品，可帮助去除不溶于水的油脂。

2 │ **适度保湿** │ 很多油性或混合性皮肤患者时刻都想把脸上的油光去掉，每天使用各种控油产品，却很少使用保湿产品，认为油性皮肤不需要补水。其实，皮肤出油多并不代表水分也多，相反，许多油性皮肤的人往往伴有皮肤缺水，特别是油性皮肤伴有痤疮的人，皮肤屏障功能下降，经表皮流失的水分增多，皮肤处于油多水少的状况，这种情况下，保湿可加速皮肤屏障的修复，使皮肤快速恢复正常的状态。导致皮肤缺水的原因一般有两个：一是过度清洁，如洗脸次数多、使用碱性清洁产品、水温太高、频繁去角质等导致皮肤表面的皮脂膜和角质层受损，使皮肤屏障功能受到破坏；二是不适宜地选择痤疮治疗药物，导致皮肤屏障功能下降，经表皮流失的水分增多，使皮肤经常处于出油又缺水的状态，此时，需要及时补救。

3 │ **合理防晒** │ 过强的紫外线照射可以造成皮肤损害，

这是导致皮肤衰老的直接原因之一。皮肤表面出现的色斑、皱纹、红血丝等表现，以及潮红、瘙痒等过敏反应，都与紫外线照射有一定关系。因此，要特别注意防晒，长时间暴露在室外过强的紫外线照射下，是极不明智的。

在防晒护肤品的选择上，我们要简单了解的一个概念是防晒系数，也就是在防晒护肤品上标注的防晒系数（SPF）和防晒指标（PA）。SPF是针对中波紫外线（UVB）的防护系数，在没有合理防护的情况下，皮肤暴露于日光下，会被晒红，严重时甚至会导致晒伤，我们所见到的这种伤害主要就是由UVB引起的。长波紫外线（UVA）可以导致皮肤老化，出现色斑和皱纹的表现，因此，对UVA的防护也是同样重要的。防晒系数并不是越高越好，要根据肤质情况、使用环境的不同而选用适当的防晒产品，正确使用防晒霜比单纯关注防晒系数的高低更为重要。如在室外较强紫外线的环境下，应每2~3小时涂抹1次防晒霜，因为防晒护肤品的防晒作用都是逐渐减弱的，所以要重复涂抹，特别是在运动后大量出汗或游泳后等情况下。

对于痤疮患者，在选用防晒护肤品时要特别注意，尽量少用含粉质和"过油"的防晒霜，这些产品会导致皮肤毛孔堵塞，形成微粉刺而导致原有痤疮加重。根据季节以及患者肤质的不同，油性或混合性皮肤宜选择清爽不油腻的防晒产品，在局部试用无不良反应后再使用。